ÉTUDES

SUR

LES EFFETS THÉRAPEUTIQUES

DU TARTRE STIBIÉ A HAUTE DOSE,

par

HENRI GINTRAC, d.-m. P.,

PROFESSEUR SUPPLÉANT A L'ÉCOLE DE MÉDECINE DE BORDEAUX, MÉDECIN ADJOINT
DE L'HÔPITAL SAINT-ANDRÉ, MEMBRE RÉSIDANT DE LA SOCIÉTÉ DE MÉDECINE
DE BORDEAUX, CORRESPONDANT ET LAURÉAT DE LA SOCIÉTÉ DES
SCIENCES MÉDICALES ET NATURELLES DE BRUXELLES.

MÉMOIRE COURONNÉ PAR L'ACADÉMIE NATIONALE DE MÉDECINE DE PARIS,
DANS SA SÉANCE PUBLIQUE DU 17 DÉCEMBRE 1850.

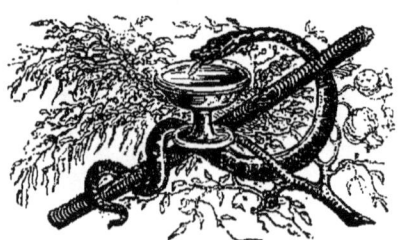

BORDEAUX,
Chez GOUNOUILHOU, Successeur de H. FAYE
ET IMPRIMEUR DE LA SOCIÉTÉ DE MÉDECINE,
rue Sainte-Catherine, 139.

1851.

Dans sa séance du 5 décembre 1848, l'Académie nationale de Médecine de Paris proposa pour sujet d'un prix la question suivante :

Études sur les effets thérapeutiques du Tartre stibié a haute dose.

Elle demandait surtout *des faits en nombre suffisant, recueillis avec soin et avec tous les détails nécessaires, pour qu'aucun doute ne pût s'élever sur le caractère des maladies traitées. Elle voulait des démonstrations et non des conjectures.*

Ayant recueilli moi-même un certain nombre d'observations dans les salles de clinique interne de l'hôpital Saint-André de Bordeaux, ayant la facilité de puiser dans la riche collection que mon père possède, pénétré des idées qu'il professe, j'ai cru pouvoir entrer dans la lice. La doctrine de

Rasori a provoqué parmi les médecins des controverses nombreuses. Si l'indication du tartre stibié est aujourd'hui assez bien déterminée dans le traitement d'un certain nombre de maladies, la manière d'agir de ce médicament est le plus souvent assez difficile à expliquer. Quelque chose d'inconnu semble présider à son action.

L'Académie de Médecine a voulu faire élucider une question encore bien obscure, mais fort importante, en proposant un tel sujet d'études. L'honorable récompense accordée à mon travail par le premier corps médical de France, me permet de croire que mes efforts n'ont pas été absolument stériles. Je suis loin toutefois de penser que de nouvelles recherches ne viendront pas éclairer de plus en plus ce point litigieux de la thérapeutique.

ÉTUDES

SUR LES

EFFETS THÉRAPEUTIQUES DU TARTRE STIBIÉ

A HAUTE DOSE

DANS LES MALADIES.

Avant d'étudier l'action du tartre stibié à haute dose dans le traitement des maladies, il me paraît utile de rappeler rapidement les circonstances qui ont suggéré cette méthode, et d'indiquer les phases diverses qu'elle a traversées.

En général, une doctrine se rattache, d'une manière plus ou moins éloignée, à celles qui l'ont précédée; et de même qu'on trouve dans les Œuvres immortelles de Bichat les bases de la médecine physiologique, on peut presque dire que, sans Brown, il n'y aurait pas eu de contro-stimulisme.

Brown, renouvelant la dichotomie de Thémison, établit deux classes de maladies : les unes par excès, les autres par défaut d'excitabilité; de là, leur distinction en maladies sthéniques et asthéniques. Le système de Brown se répand promptement dans toute l'Europe. Il trouve un défenseur enthousiaste dans Rasori, qui, par sa traduction, l'intronise en Italie. Mais, esprit ardent et passionné, le professeur de l'Université de Pavie proscrit bientôt dans ses leçons publiques la doctrine du médecin écossais. Pour Brown, la plupart des maladies dérivent d'un défaut de ton; pour Rasori, elles résultent d'une trop grande stimulation. Cette idée devient pour lui une vérité, lors de l'épidémie pétéchiale qui régna à Gênes en 1800. L'examen des symptômes, les résultats nécroscopiques, lui démontrent que c'est une maladie de nature inflammatoire, et dans le Mémoire qu'il publie plus tard sur ce sujet, il développe les bases de sa théorie. De plus, il entrevoit dans une multitude de médicaments, jusqu'alors désignés sous le nom de stimulants, des sédatifs directs, c'est-à-dire des agents débilitants, qui au lieu d'activer les fonctions, les dépriment, les paralysent, et finissent par les détruire, s'ils prolongent leur action.

Rasori distingue dans l'Économie deux puissances actives, mais opposées. Ces deux forces sont appelées *stimulus* et *contro-stimulus*. Si elles se contrebalancent, elles constituent l'état physiologique; mais souvent l'équilibre se rompt : alors se manifeste l'état morbide ou la *diathèse*. Cette diathèse peut avoir lieu par excès, ou par défaut d'excitabilité. Dans le premier cas, c'est la diathèse du stimulus; dans le deuxième, c'est la diathèse du contro-stimulus. Lorsqu'une de ces diathèses est en excès, elle donne à l'économie l'aptitude de supporter des doses élevées de médicaments destinés à rétablir l'équilibre : c'est là la tolérance des contro-stimulistes; elle dure tant que persiste la diathèse [1].

En Italie, la doctrine de Rasori trouva des adversaires; elle eut des protecteurs. Tommasini l'accepta, en la modifiant, il est vrai; en effet, l'état local, la phlegmasie, regardée par Rasori comme un accessoire, devient pour Tommasini la circonstance essentielle : c'est le point de départ des phénomènes morbides; la diathèse est dès lors sous l'influence de l'affection locale [2].

Giacomini, de Padoue, écrivit un Traité de matière médicale, uniquement basé sur les principes de la doctrine de Rasori [3].

Un des adversaires du contro-stimulisme, le docteur Strambio, de Milan, publia vingt-quatre observations de pneumonies, recueillies par Prato à la Clinique de Rasori. Sur ces vingt-quatre malades, quinze moururent, et cette issue funeste fut attribuée à un épuisement des mouvements vitaux, épuisement qui aurait été l'effet des doses considérables du tartre stibié.

Quoi qu'il en soit, cette doctrine fit de rapides progrès dans la partie septentrionale de l'Italie, et fut appelée *Méthode italienne* ou *de Rasori*.

Rasori ne doit pas cependant être considéré comme

---

[1] Voyez la traduction du Mémoire de Rasori, par Fontaneilles, *Archives de médecine*, t. IV, p. 300; et *Bibliothèque de thérapeutique*, de Bayle, t. 1er, p. 198.

[2] On lit dans la *Revue médicale*, 1825, t. II. p. 205, plusieurs observations recueillies par Bailli à la Clinique de Tommasini.

[3] Traduit par MM. Mojon et Rognetta.

l'inventeur de la méthode thérapeutique qui porte son nom. Marryat, de Bristol, mêlait 5 grains de tartre stibié avec un gros de nitre et de sucre, et en donnait un sixième toutes les trois heures [1]. Vidal, de Bayonne, à la fin du siècle dernier, prescrivait le tartre stibié à haute dose, contre le rhumatisme [2]. Hufeland a revendiqué en faveur des médecins allemands, et surtout de Richter, la priorité de ce mode d'administration de l'émétique. Je dois cependant faire remarquer que ces derniers ne l'avaient jamais employé ni à des doses aussi élevées, ni dans le but déterminé par Rasori [3].

Laennec a, le premier en France, employé la méthode de Rasori. Ses essais datent de 1817, et furent poursuivis jusqu'en 1824, époque vers laquelle ils furent connus; ils firent une sensation d'autant plus vive, que la doctrine physiologique jetait alors son plus vif éclat, et que la crainte de provoquer l'irritation des voies digestives s'était emparée de la majorité des praticiens. Laennec fut imité par son cousin Ambroise Laennec, à Nantes.

Il serait trop long d'énumérer ici les nombreux auteurs qui ont donné des résultats obtenus par l'emploi du tartre stibié à haute dose; je ne citerai que les noms principaux.

M. Vyau Lagarde, soit dans sa Thèse inaugurale [4], soit dans un Mémoire inséré dans les *Archives de mé-*

---

[1] *Journal général de médecine*, 3e série, t. II, p. 332.

[2] *Journal universel des sciences médicales*, t. XXXVII, p. 244.

[3] Carl. Burgwarde; *De tartari emetici in pectoris inflammatione usu.* Berlin, 1824.

[4] Paris, 1824.

decine[1], rendit compte de quatorze Observations recueillies, la plupart, à la Clinique de l'hôpital de la Charité, sous Laennec.

Vaidy[2], Palais[3], Levrat-Perroton[4], Vacquié[5], publièrent le résultat de leurs recherches sur l'emploi du tartre stibié à haute dose.

M. Delourmel de la Picardière fournit un certain nombre de faits relatifs à l'emploi de ce moyen[6].

En 1829, M. Rayer inséra dans le *Dictionnaire de médecine et chirurgie pratique* un article fort remarquable sur l'antimoine et ses composés[7].

M. Danvin publia les faits qu'il avait recueillis dans le service de M. Louis, à la Pitié[8].

M. Bricheteau fit part de ceux qu'il avait observés à l'hôpital Necker[9].

MM. Trousseau et Bonnet, étudiant l'action du tartre stibié, et dans l'état physiologique et dans les diverses formes de l'état pathologique, arrivèrent à des résultats favorables à la doctrine italienne[10].

---

[1] *Archives de médecine*, t. IV, p. 481.

[2] *Journal complémentaire du Dictionnaire des sciences médicales*, t. XV, p. 203.

[3] *Gazette de santé*, 1826, p. 189.

[4] *Journal universel des sciences médicales*, t. XLV, p. 124.

[5] *Mémoires de la Soc. méd. d'émulation de Paris*, t. IX, p. 307.

[6] *Observ. sur l'emploi du tartre stibié dans le rhumatisme articulaire.* Thèse de Paris, 1827.

[7] Tome III. Art. *Antimoine*.

[8] *Journal universel et hebdomadaire de médecine et chirurgie pratiques*, 1830, t. 1er, p. 121.

[9] *Archives de médecine*, t. XXX, p. 214.

[10] *Journal universel et hebdomadaire de médecine et chirurgie pratiques*, t. XI, p. 1.

Le tartre stibié fut encore l'objet de recherches spéciales. Il fut étudié, dans son emploi chez les enfants, par MM. Guersent et Blache [1], par MM. Bouneau et Constant [2]; et chez les vieillards par M. Mascarel [3]. Son action a été suivie dans la pneumonie, principalement par MM. Chomel [4], Louis [5] et Grisolle [6]; dans le rhumatisme, par Dance [7]; dans l'hydarthrose, par MM. Gimelle [8] et Biecchy, de Schelestadt [9].

M. Teallier avait, en 1833, exposé l'histoire thérapeutique du tartre stibié; M. Bonamy, en 1848, a publié un Résumé méthodique des faits nombreux présentés sur ce sujet intéressant [10].

Tel est le tableau concis des recherches principales qui ont été faites sur le tartre stibié donné à haute dose. Malgré tant de travaux, il reste encore des incertitudes sur la véritable manière d'agir de ce modificateur puissant de l'organisme. Je viens apporter le faible tribut d'études consciencieuses. Puissent-elles ajouter d'utiles éléments à l'histoire de cette méthode, et contribuer à élucider quelques-unes des questions qui se rattachent à son emploi!

---

[1] *Archives de médecine*, t. xv, p. 5.
[2] *Gazette médicale de Paris*, 1833, t. 1er, p. 304.
[3] *Gazette médicale de Paris*, 1840, t. viii, p. 685.
[4] *Leçons de clinique médicale*, p. 537.
[5] *Mémoire sur les effets de la saignée.*
[6] *Traité sur la pneumonie*, p. 614.
[7] *Archives de médecine*, t. xix, p. 485; t. xx, p. 5.
[8] *Bulletin de thérapeutique*, t. xiv, p. 142.
[9] *Gazette médicale de Strasbourg*, 1846, p. 125.
[10] *Études sur les effets physiologiques et thérapeutiques du tartre stibié.* Nantes.

Le travail que j'ai l'honneur de soumettre à l'Académie de médecine repose sur l'examen comparatif d'un certain nombre de faits; il en est la déduction la plus rigoureuse. En suivant cette marche, j'espère entrer dans l'esprit du Corps, justement célèbre, qui appelle sur ce problème important le zèle scientifique des praticiens.

Les observations qui forment la base de ce travail, et dans lesquelles les effets thérapeutiques du tartre stibié ont été étudiés, sont au nombre de quatre-vingt-dix. J'ai désiré n'offrir que des faits positifs et bien appropriés au sujet. Ces observations se distribuent de la manière suivante :

Pneumonie.......................... 24 cas.
Angine laryngée œdémateuse....... 1
Bronchite aiguë.................... 13
Bronchite capillaire............... 2
Bronchite chronique............... 41
Phthisie pulmonaire............... 4
Rhumastime....................... 5
Hypertrophie chronique de la rate.. 1

Après l'exposition des faits, je tâcherai de distribuer, en un certain nombre de paragraphes et sous forme de propositions, ce qui me paraît être le plus positif et le plus essentiel dans l'histoire thérapeutique du tartre stibié employé à haute dose.

§ Ier. PNEUMONIE.

Ce fut surtout contre la pneumonie, que Rasori employa, avec un succès qui semblait tenir du prodige, les grandes doses d'émétique. C'est aussi dans cette maladie que ses imitateurs l'ont surtout mis en usage. Les faits relatifs à ce mode d'administration, rapportés par les différents auteurs, sont innombrables, et me dispensent de les multiplier moi-même. L'ouvrage de M. Grisolle sur la pneumonie présente le rapprochement de 154 observations, et, ce qui est fort remarquable et peut-être unique, sur ce nombre, il y en a 44 dans lesquelles le tartre stibié a été exclusivement employé. Il sera donc naturel d'emprunter beaucoup aux conséquences déduites de faits de cette valeur.

Quant à ceux dont je dispose, leur nombre, sans être aussi considérable, mérite cependant quelque estime. C'est dans une collection de 564 observations de pneumonies, recueillies pendant dix ans, que je les puiserai.

209 fois, la pneumonie a été traitée par les saignées générales et locales, et parfois par les vésicatoires : il n'y a eu que quinze décès.

205 fois, l'oxide blanc d'antimoine a été en outre employé : il y a eu vingt-deux décès.

97 fois, le tartre stibié a été donné à haute dose : il y a eu trente et un décès.

38 fois, la digitale pourprée a été l'un des principaux agents du traitement : on compta quatre décès.

15 fois, le kermès minéral a été le médicament interne le plus actif : il n'y eut qu'un décès.

D'après ce résumé, le tartre stibié serait le plus malheureux ou le plus infidèle des moyens auxquels l'art se serait adressé. Mais je m'empresse de faire remarquer que ce médicament n'a été employé, en général, que dans les cas très-graves ou comme ressource extrême; tandis que les pneumonies les moins intenses ont été traitées par les autres moyens. On aurait donc tort d'en inférer que cet agent thérapeutique est de beaucoup inférieur à ceux-ci. Il le serait, s'il eût été administré dans des conditions pareilles.

Je ne rapporterai pas les 97 observations qui se rattachent à mon sujet : ce serait, je crois, allonger inutilement ce Mémoire; mais je citerai dans leur entier les faits qui peuvent jeter quelque lumière sur la méthode dont il s'agit.

1re OBSERVATION. — Noussous (Jean), âgé de trente-deux ans, cordonnier, d'une bonne constitution, d'un tempérament sanguin, éprouva, le 30 juin 1843, à la suite d'un refroidissement subit, une douleur vive et profonde dans le côté droit de la poitrine. Cette douleur augmentait par les grandes inspirations et par la toux. Celle-ci, en général assez fréquente, s'accompagnait, dès le début, d'une expectoration abondante et même sanglante; il y avait aussi de la dyspnée, de la fièvre. Ce malade entre à l'hôpital le 2 juillet 1843 : face colorée, chaleur vive de la peau, pouls plein, dur, fréquent (110-112), toux souvent répétée, expectoration abondante, visqueuse, demi-transparente, contenant des stries de sang; dyspnée assez forte (40 inspirations par minute), douleur profonde dans le côté droit du thorax. La percussion, généralement sonore, donne cependant un son mat au côté droit de la poitrine, principalement vers la base. Le bruit respiratoire, régulier et normal dans le côté gauche, est diminué vers la partie moyenne du poumon droit; il ne se distingue pas à la partie inférieure. On ne trouve aucune espèce de râle; il n'y a pas de retentissement anormal de la voix; les battements du cœur sont naturels. Rien de particulier ne s'observe du côté des organes digestifs.

Saignée du bras de 300 grammes[1] (caillot consistant, ferme, couenne mince, jaunâtre, peu de serum), tisane pectorale, — looch avec extrait thébaïque, 0,02; camphre, 0,05; — vésicatoires aux jambes.

Soir. Même fréquence, même dureté du pouls, moiteur, point de frissons, toux aussi vive; même nature de l'expectoration, même intensité dans la douleur du côté et dans la dyspnée.

Saignée du bras de 300 grammes (caillot très-consistant, rétracté, couenne jaunâtre, dense, de 3 millimètres d'épaisseur). Trois ventouses scarifiées au côté droit du thorax.

3. Pouls toujours fréquent (104-108), mais moins dur et moins plein; peu de toux depuis hier; expectoration rare, peu sanguinolente; matité moins prononcée que les jours précédents; même absence du bruit respiratoire, bouche amère, sèche, pâteuse, soif, inappétence, urines rares.

(Infusion de violette gommée; — looch avec extrait thébaïque, 0,02; nitrate de potasse. 0,40; camphre, 0,05).

4. Même état. (Même prescription.)

5. Épistaxis qui a duré toute la nuit; pouls large, mou, à 104 pulsations; toux moindre. (Même potion.)

6. Insomnie constante, dyspnée devenue plus forte (48-52 inspirations); douleur vive dans le côté droit de la poitrine, matité persistante à la base et en arrière, absence du bruit respiratoire en avant, légère crépitation en arrière, pouls à 106.

(Looch avec oxide blanc d'antimoine, 2,0; extrait thébaïque, 0,02; — infusion de guimauve; sinapismes aux pieds).

Soir. Aucun changement dans les phénomènes morbides ob-

---

[1] C'est la dose des saignées ordinaires : c'est celle qui sera sous-entendue quand je ne la spécifierai pas.

servés le matin; cependant l'expectoration, qui avait diminué et qui n'était plus sanglante depuis deux jours, offre une teinte sucre d'orge.

7. Insomnie toute la nuit; agitation, anxiété, pouls à 112-115, mou, dépressible; la gêne de la respiration augmente d'une manière sensible; toux intense, crachats muqueux, foncés, d'un rouge brunâtre, couleur jus de pruneaux; sonorité toujours complète dans le côté gauche de la poitrine, mais persistance de la matité à la base du poumon droit, tant en avant qu'en arrière; respiration bronchique au sommet du poumon droit, obscure à la base, en avant de ce côté; en arrière, faible crépitation. Bronchophonie éclatante au niveau des angles inférieurs de chaque omoplate. Bruit respiratoire naturel dans tout le côté gauche; langue blanche, inappétence, ventre indolent, selles rares.

(Potion avec tartre stibié, 0,30; extrait thébaïque, 0,02; — à prendre, par cuillerée, toutes les trois heures).

Large vésicatoire au côté droit du thorax; infusion de guimauve, sinapismes aux jambes.

Soir. Pouls encore à 112, avec les caractères décrits ce matin; respiration toujours gênée; deux évacuations alvines abondantes après la deuxième cuillerée de potion; quelques nausées, point de vomissements, ventre indolent. Même fréquence de la toux, même nature de l'expectoration.

8. Pouls plus agité (116-120 pulsations), dépressible, mou; l'expectoration semble avoir diminué, mais elle est toujours visqueuse, d'un rouge brunâtre foncé; elle forme sur le linge une tache plus foncée sur les bords qu'au centre; percussion et auscultation comme le soir précédent; prostration; point de vomissements; trois évacuations alvines liquides pendant la nuit; ventre indolent. (Potion stibiée comme hier.)

9. Pouls à 106, peu développé. La tolérance du tartre stibié a eu lieu : ni vomissements, ni nausées, ni selles, ventre indolent; décubitus en supination; prostration, toux moins fréquente, crachats modifiés, ne contenant plus de sang, muqueux, d'un jaune foncé; moins de dyspnée.

(Potion avec tartre stibié, 0,30; extrait thébaïque, 0,05).

10. Décubitus en supination; réponses brèves, paroles parfois embarrassées; pouls variable, de 106 à 120 pulsations par minute; toux plus rare, expectoration offrant le même aspect; matité absolue à la base du poumon droit. En cette dernière partie, on distingue quelques bulles lointaines de râle crépitant; mais sur les côtés, on perçoit un bruit de frottement manifeste; la tolérance n'est point détruite.

(Potion avec tartre stibié, 0,40; extrait thébaïque, 0,05 — Nouveau vésicatoire sur le côté droit de la poitrine.)

11. Délire la nuit dernière; ce matin, réponses vagues, regard incertain, pouls à 110-112; toux, les crachats sont de nouveau sanglants, visqueux, demi-transparents, couleur sucre d'orge; prostration des forces, langue blanche, humide; ventre indolent, selles nulles.

(Potion avec tartre stibié, 0,30; extrait thébaïque, 0,03).

12. Affaissement plus prononcé, pouls faible, fréquent, délire toute la nuit : le malade s'est levé et s'est promené dans la salle. Ce matin, subdelirium, toux, crachats plus foncés qu'hier, brunâtres; dyspnée (44 inspirations); matité dans les points indiqués déjà. Le râle crépitant ne se distingue plus à la base du poumon droit; il y a absence totale du bruit respiratoire; on n'entend aucun retentissement anormal de la voix.

(Potion avec extrait mou de quinquina, oxide d'antimoine, ãã 2,0; musc, 0,25. — Vésicatoires aux cuisses.)

Les 13 et 14, le délire continue. Pendant la nuit, l'agitation est extrême, les phénomènes cérébraux prennent une grande intensité; le pouls donne 120-125-130 pulsations; l'affaissement fait des progrès, les symptômes du côté du thorax ne présentent aucune modification avantageuse. Mort, le 15.

Nécropsie, le lendemain.

Habitude extérieure. Rigidité des membres; point d'amaigrissement.

Encéphale. L'arachnoïde est soulevée par une sérosité limpide blanchâtre et abondante: elle ne paraît pas injectée et n'est recouverte d'aucune fausse membrane. A la base, les mêmes caractères pathologiques se retrouvent. La substance cérébrale est dense; elle offre une injection générale; les ventricules latéraux ne contiennent que peu de liquide; les plexus choroïdiens sont pâles, décolorés; le septum lucidum a sa consistance naturelle, mais la voûte à trois piliers est ramollie.

Thorax. Point de sérosité dans les plèvres. A droite, adhérence intime entre les plèvres pulmonaire et costale, adhérences qui sont plus fortement établies par la présence de fausses membranes; le poumon droit est, à son sommet, légèrement engoué et rougeâtre; il est dur, dense, grisâtre à sa base; ses fragments ne surnagent plus quand on les met dans l'eau. Le poumon gauche, ainsi que la plèvre correspondante, sont à l'état normal. Le cœur est sain.

Abdomen. La muqueuse gastrique offre une rougeur générale, plus prononcée cependant le long de la grande courbure. Cette rougeur se retrouve dans le jejunum, faiblement dans l'iléon. Le foie, la rate et les reins, ne présentent rien de spécial.

Le tartre stibié n'a eu, dans ce cas, aucune action manifeste. Les symptômes se sont aggravés sous ou malgré son administration. Des traces de phlegmasie ou d'injection vasculaire se trouvent, non-seulement dans le poumon droit, mais dans le cerveau et à l'estomac. Ce dernier organe présente une rougeur plus vive vers sa grande courbure; mais ce n'était pas un état véritablement phlegmasique.

2ᵉ OBSERVATION. — Anne Ferrand, âgée de soixante-trois ans, cuisinière, est d'une constitution délicate, d'un tempérament nerveux. L'âge critique s'est passé sans orage.

La malade raconte qu'il y a quatre jours, après s'être exposée au froid, son corps alors couvert de sueurs, elle fut prise d'un frisson violent : ce frisson fut suivi d'une chaleur vive; la fièvre, dès ce moment, s'établit, offrant des exacerbations irrégulières; il y eut, en outre, de la toux, de la dyspnée et une douleur au côté gauche de la poitrine.

Lors du premier examen, le jour de l'entrée de cette malade à l'Hôpital, le 24 mai 1844, sa peau était chaude, le pouls plein, développé, donnait 110-120 pulsations par minute; il y avait une dyspnée légère, une toux intense, une douleur aiguë au côté gauche du thorax, douleur qu'augmentaient les mouvements du tronc et les grandes inspirations. Les crachats étaient visqueux, demi-transparents, rougeâtres; la percussion, assez sonore à droite, donnait de la matité dans le côté gauche. En ce dernier point, le bruit respiratoire était remplacé par un râle crépitant; à droite, la respiration était naturelle; les battements du cœur avaient leur rhythme ordinaire; les organes digestifs n'offraient aucune particularité morbide.

(Infusion de violettes,— looch calmant,— trois ventouses scarifiées au côté gauche du thorax,— vésicatoires aux jambes).

25. Pouls toujours aussi fréquent; toux peu vive, crachats rares, visqueux, demi-transparents, rougeâtres; dyspnée assez grande (32-36 inspirations); douleur au côté gauche de la poitrine, inappétence, ventre indolent.

(Potion avec tartre stibié, 0,20; extrait thébaïque, 0,02).

Soir. Pouls toujours à 116-120, dyspnée. Même nature des crachats; quelques vomissements de matières bilieuses, jaunâtres; pas de selles.

26. Dyspnée aussi forte; le pouls varie de 100 à 120, peu développé. Douleur vive dans le côté gauche de la poitrine, percussion donnant un son mat dans le côté gauche; sonore, au contraire, dans le côté droit; bruit respiratoire presque naturel à droite, obscur à la base, du côté gauche, avec râle crépitant et sous-crépitant, nul au sommet du même poumon; moiteur, pas de délire.

(Potion avec tartre stibié, 0,30; extrait thébaïque, 0,03).

Soir. Tolérance complète, aucune modification dans le pouls et la nature des crachats.

27. Pouls à 100 pulsations, peu développé; toux plus grasse, crachats plus épais, moins visqueux, un peu opaques, non sanglants; dyspnée moindre, douleur du côté moins forte, ventre indolent; ni nausées, ni selles, ni vomissements, ni délire.

(Pot. avec oxide blanc d'antimoine, 4,0; extr. thébaïque, 0,02).

28. Crachats moins abondants, moins visqueux; toux, pouls peu fréquent (80-84).

(Pot. avec oxide blanc d'antimoine, 4,0 ; extr. thébaïque, 0,02).

29. Les crachats sont devenus plus abondants, plus visqueux, et offrent quelques stries de sang; toux pénible, dyspnée, pouls à 100, petit; douleur au côté gauche du thorax; percussion toujours sonore au côté droit, mais donnant encore de la matité à gauche; respiration encore pure au côté droit, mais nulle à gauche, surtout au sommet du poumon, mêlée à la base de râles crépitants.

(Potion avec tartre stibié, 0,30 ; extrait thébaïque, 0,02).

30. Point d'évacuation, vomissements bilieux, pouls aussi fréquent, mou, oppression, toux, même nature de crachats.

(Potion avec tartre stibié, 0,30 ; extrait thébaïque, 0,05).

Soir. Tolérance complète, pouls petit, fréquent, à 116.

31. Prostration très-grande, pâleur et décomposition des traits de la face, insomnie toute la nuit dernière, agitation, pouls petit, fréquent, respiration stertoreuse, peu de toux, point d'expectoration, pas de vomissements, ni de selles, langue sèche, rapeuse, ventre indolent.

(Potion avec tartre stibié, 0,30; extrait thébaïque, 0,05).

Soir. Râle trachéal; mort, le 1er juin.

• NÉCROPSIE. — Les cavités pleurales ne contiennent point de liquide; les plèvres ne sont ni injectées, ni tapissées par de fausses membranes; le poumon gauche, libre dans toute son étendue, offre dans tout son lobe supérieur, le degré le plus avancé de l'hépatisation grise; le lobe inférieur, postérieurement, présente une hépatisation rouge; le poumon droit adhère aux parois thoraciques dans toute son étendue; son tissu est sain, il ne présente pas la plus légère trace de phlegmasie. Le *cœur* est d'un volume normal, les fibres sont molles, ses cavités et ses orifices sont libres.

Abdomen. Le tube digestif est dans un état normal; la muqueuse qui le tapisse, soit dans l'estomac, soit dans les intestins, n'offre point de rougeur. Dans l'estomac seulement, on trouve un mucus épais, jaunâtre, visqueux, en assez grande quantité. Le foie est volumineux, mais sain ; la vésicule biliaire, petite, contient une bile très-noire ; la rate, les reins et l'utérus, n'offrent rien d'anormal ; l'encéphale ne présente aucun vestige de phlegmasie.

Chez cette femme, les émissions sanguines n'ont été que locales et peu copieuses : c'est surtout aux contro-stimulants que l'on a demandé des secours. Le tartre stibié a été toléré ; il a paru d'abord exciter, puis calmer ; il a été remplacé par l'oxide blanc d'antimoine. Mais l'aggravation de la maladie à obligé de revenir a l'émétique à haute dose, qui n'a pu arrêter les progrès toujours croissants de l'affection ; celle-ci était essentiellement bornée au poumon gauche. Le tartre stibié n'a laissé dans les voies digestives aucune trace de son passage, bien qu'il y ait séjourné à plusieurs reprises.

3ᵉ OBSERVATION. — Brunet (Henri), âgé de quarante-neuf ans, d'une assez bonne constitution, d'un tempérament lymphatico-sanguin, terrassier, entre à l'hôpital le 2 septembre 1844.

Ce malade raconte que, souvent, il a eu des points de côté pour lesquels on a employé des saignées et ventouses scarifiées. Depuis quinze jours environ, il avait un malaise général, avec inappétence, nausées, soif ; mais il y a cinq jours qu'à la suite d'une suppression brusque de transpiration, il eut un frisson violent, lequel fut suivi de chaleur et sueur ; puis la fièvre devint continue, offrant néanmoins des exacerbations irrégulières ; en même temps se manifestèrent une douleur vive dans les côtés de la poitrine, de la dyspnée et une toux fréquente.

Le 2 septembre, ce malade avait la peau chaude, le pouls donnait 100 à 104 pulsations par minute, il était plein et dur ; la toux, fréquente, s'accompagnait d'une expectoration rare de crachats muqueux. La douleur déjà mentionnée se faisait sentir, tantôt à droite, tantôt à gauche de la poitrine ; il y avait de la dyspnée. Le thorax était en général peu sonore ; mais la matité était plus prononcée à la base du poumon droit. La respiration, qui était faiblement perçue partout, devenait entièrement obscure au point occupé par la matité. Il n'y avait aucun râle, aucune apparence d'égophonie; anorexie, soif, bouche amère, pâteuse, langue blanche, ventre indolent, constipation. (Infusion de violettes; saignée du bras—caillot consistant, couenne jaunâtre et très-épaisse; — vésicatoires aux jambes; trois ventouses scarifiées au côté droit du thorax.)

Soir. Pouls plein, fréquent à 108; 36 inspirations; toux intense, sèche, langue couverte d'un enduit brunâtre, abdomen un peu douloureux à la pression, point de selles.

3. Prostration des forces, pouls mou, dépressible, à 100 pulsations; peau froide, dyspnée, toux sèche, douleur vague à la base de la poitrine, avec un sentiment d'embarras. La percussion offre de la matité à peu près dans tout le thorax, surtout à la base et en arrière. La respiration est bronchique, sifflante au sommet du poumon droit, nulle, ou du moins fort obscure à la base. A gauche, on ne distingue au sommet aucune apparence d'expansion vésiculaire; à la base, celle-ci paraît plus distincte; en arrière, sous chaque angle de l'omoplate, il y a une modification sensible dans le retentissement de la voix, qui se rapproche de l'égophonie. La langue est sèche, le ventre indolent; il y a de la constipation. (Potion avec tartre stibié, 0,30; extrait thébaïque, 0,05.)

Soir. Peau chaude, pouls aussi fréquent et peu développé, tolérance complète de la potion; dyspnée toujours fort grande, toux moindre, abdomen indolent.

4. Pas de vomissements, mais quatre selles liquides et abondantes; moiteur, pouls sans aucun changement, même intensité de la toux, point d'expectoration, oppression très-forte; son toujours aussi mat à la base des deux côtés de la poitrine, surtout au côté droit; respiration tout à fait nulle à la base du poumon droit, faible seulement à gauche; égophonie plus marquée qu'hier à chaque angle de l'omoplate. (Vésicatoire en arrière du mamelon droit; — potion avec tartre stibié, 0,30; extrait thébaïque, 0,06).

Soir. Pouls à 108-112 pulsations; tolérance du médicament, ventre insensible, dyspnée.

5. Prostration, affaissement, pouls petit, à 100-108 pulsations, moiteur; respiration courte, saccadée, toux moindre; pour la première fois, expectoration de crachats rares, d'un rouge brunâtre foncé, couleur jus de pruneaux; aucune modification dans les résultats de la percussion et de l'auscultation. (Potion avec tartre stibié, 0,30; extrait thébaïque, 0,04.)

Soir. Extrémités froides, pouls imperceptible, délire vague, face pâle; mort dans la nuit.

NÉCROPSIE. — *Habitude extérieure.* Rigidité cadavérique, teinte livide des incisions des ventouses.

Thorax. Les deux plèvres, la droite surtout, contiennent une sérosité roussâtre, demi-sanguinolente, abondante. Quelques adhérences anciennes unissent le poumon droit aux parois. Le parenchyme pulmonaire, de ce côté, est engoué au sommet; mais, à la base, il a tous les caractères de l'hépatisation rouge; son tissu est dense, il se précipite au fond de l'eau. A gauche, il est impossible de détacher le sommet du poumon sans le dilacérer, tant les adhérences sont anciennes et fermes; la plèvre, en plusieurs points, a acquis, par la superposition d'anciennes fausses membranes, une consistance et une épaisseur très-grandes; on dirait un fibro-cartilage; on y distingue même quelques plaques d'ossification; l'une de ces plaques osseuses a 3 centimètres de longueur. Le tissu pulmonaire, qui est seulement engoué à la base, présente de l'hépatisation grise au sommet. Le cœur est volumineux et mou.

Abdomen. La muqueuse de l'estomac est parsemée de taches rouges, d'une injection partielle; le reste du tube intestinal est sain, ainsi que le foie, la rate et les reins.

Les organes respiratoires avaient été si souvent affectés, que la dernière pleuro-pneumonie a rencontré les circonstances les plus favorables à son développement, et les plus défavorables au traitement. La saignée a été suivie d'une rapide dépression des forces. Le tartre stibié n'a nullement enrayé la marche de la maladie, bien que parfaitement toléré. Il a laissé de la rougeur dans l'estomac.

4° OBSERVATION. — Caudéran (Jean), âgé de quarante et un ans, tonnelier, d'une constitution bonne, d'un tempérament sanguin, a eu fréquemment des bronchites.

Le 15 janvier 1845, sans cause bien appréciable, il est pris d'un frisson violent, en même temps de toux et d'une vive douleur au côté droit de la poitrine. La respiration s'accélère; l'expectoration ordinairement muqueuse, blanchâtre, devient sanglante.

Ce malade vient à l'hôpital le 20 janvier, et présente les phénomènes suivants : face colorée, peau chaude, pouls fréquent à 128-130, mou, très-déprimé; toux fréquente; crachats muqueux, jaunâtres, épais, abondants, quelques-uns rouillés, formant sur le linge une tache à bords foncés; oppression très-grande, 38 inspirations par minute ; percussion sonore, en général, des deux côtés; cependant, son moins clair au côté droit et surtout en arrière; respiration normale au côté gauche, avec quelques râles sibilants à la base dans l'inspiration. A droite, respiration bronchique au sommet, avec râles muqueux et sibilants à la base ; battements du cœur réguliers, étendus; langue large, humide, avec un enduit jaunâtre épais; inappétence, nausées, ventre indolent, constipation. (Solution de tartre stibié, 0,20, dans eau, $^1/_2$ litre, — à prendre de 10 en 10 minutes, par tasse, jusqu'à effet vomitif.)

Soir. Pouls fréquent et déprimé, dyspnée, crachats offrant le même aspect, teints de sang; pas de vomissements. (Vésicatoires aux jambes.)

22. Point de vomissements, mais trois selles liquides; toux aussi fréquente, expectoration de crachats visqueux, demi-transparents, rougeâtres, pouls toujours dépressible, à 104-108 ; percussion encore sonore à gauche, fournissant de la matité à la base du côté droit; respiration sifflante dans tout le côté gauche, bronchique surtout au sommet du poumon droit, nulle à la base : on

n'y entend aucun râle particulier, aucun retentissement anormal
de la voix. (Potion avec tartre stibié, 0,40; extrait thébaïque,
0,03, véhicule, 120,0.)

Soir. Affaissement et prostration, peau froide, pouls à 126-128,
face pâle, vomissements abondants après la deuxième cuillerée
de la potion; pas d'évacuations alvines, le ventre reste indolent,
oppression toujours aussi intense.

23. Pouls à 108-110; langue couverte, au centre, d'un enduit
sec, jaunâtre; ventre toujours indolent, pas de vomissements,
mais deux selles liquides; aucune modification dans les phénomènes thoraciques. (Potion avec tartre stibié, 0,50; extrait
thébaïque, 0,04.)

Soir. Pouls toujours à 110, mais moins déprimé que ce matin;
langue humide, vomissements peu copieux, pas de selles, moins
de prostration, toux aussi fréquente, crachats toujours visqueux,
demi-transparents, teints de sang.

24. Pouls non modifié, dyspnée aussi grande, 48 inspirations
par minute, toux et crachats comme hier; la percussion n'est
plus aussi sonore que les jours précédents dans le côté gauche de
la poitrine; mais, à droite, il y a, surtout à la base, une matité
absolue, tant en avant qu'en arrière. Dans tout le côté gauche,
existent des râles muqueux et sibilants; à l'angle inférieur de l'o-
moplate, une égophonie très-prononcée. A droite, au sommet,
la respiration est bronchique, exagérée; à la base, elle est entièrement nulle : on ne peut encore distinguer aucun râle spécial,
il n'y a point d'égophonie. Le malade refuse le bouillon qu'on lui
offre; ses réponses sont brusques; agitation. (Vésicatoire au
côté droit du thorax; — potion avec tartre stibié, 0,40; extrait thébaïque, 0,05).

Soir. Le pouls conserve la même fréquence, paraît même plus
déprimé, souvent il offre des inégalités; toux quinteuse, crachats
glutineux, adhérents au linge qui les reçoit, formant une tache
à bords plus foncés qu'au centre; dyspnée très-grande; aucune
douleur dans la poitrine, même lors des fortes inspirations; ni
vomissements, ni selles.

25. Affaissement, peau froide, pouls petit, altération des

traits de la face, ni toux, ni expectoration. Mort dans la soirée.

Nécropsie. — *Thorax.* Côté droit. Adhérences intimes du poumon avec les côtes; la plèvre est rouge, injectée, recouverte de fausses membranes superposées, ce qui donne à la séreuse une épaisseur très-grande. Le sommet du poumon est sain; mais, à la base, il y a une véritable hépatisation grise; le tissu est dur, compact, dense, grisâtre, ne surnageant pas à l'eau. Le poumon gauche offre, au sommet, de l'œdème; divisé, il s'en écoule une grande quantité de sérosité roussâtre, sanguinolente; à la base, c'est un simple engouement. Le cœur est volumineux, les orifices sont libres.

Abdomen. La muqueuse de l'estomac est très-rouge dans toute son étendue: cette rougeur s'observe encore, mais moins prononcée, dans le tube intestinal; le foie, la rate et les reins, n'offrent aucune espèce de lésion.

Chez cet individu, le tartre stibié a fait les principaux frais du traitement. Une faiblesse extrême, dès le début, a autorisé la substitution de ce médicament aux émissions sanguines, lesquelles, peut-être, auraient été plus utiles; mais il est bon de constater des faits de ce genre. Les partisans du contro-stimulisme n'auraient pas manqué d'attribuer aux saignées l'insuccès du tartre stibié. Ce médicament a paru augmenter la dépression des forces, sans ralentir le pouls, sans modérer l'envahissement successif du parenchyme pulmonaire; enfin, il a laissé des traces d'irritation dans les voies digestives.

5ᵉ OBSERVATION. — Marianne Bravant, âgée de soixante-cinq ans, mariée, n'ayant pas eu d'enfants, d'une constitution moyenne, d'un tempérament sanguin, fut prise, le 16 février 1846, de fièvre irrégulière, de malaise, de douleurs vagues par tout le corps et de céphalalgie. Le 19, au milieu de la nuit, survint une toux très-vive, sèche, puis un accès fébrile très-manifesté, de la dyspnée; une douleur aiguë existait au côté droit de la poitrine, vers la partie moyenne; elle fut inutilement combattue par une application de vingt sangsues.

Le 22 février 1846, lors de l'entrée de cette malade à l'hôpital, le pouls donnait 104 pulsations par minute, mais il était faible et irrégulier; il y avait une grande prostration de forces, de l'affaissement, les pommettes avaient une teinte rouge livide, la toux avait diminué, la douleur de côté n'existait plus, la percussion était sonore à peu près partout; le bruit respiratoire s'entendait assez bien, mais il était plus faible à droite, masqué par des râles sibilants et muqueux. En arrière du côté droit, on distinguait quelques bulles de râles sous-crépitants; un peu plus haut, vers la partie moyenne, c'était du râle crépitant; les battements du cœur étaient étendus, tumultueux, irréguliers, sans souffle spécial; langue couverte, au centre, d'un enduit jaunâtre épais; inappétence, amertume de la bouche, nausées, sans vomissement; ventre développé, un peu tendu, légèrement sensible à l'épigastre; constipation. (Tisane pectorale; vésicatoires aux jambes; — potion avec oxide d'antimoine, 2,0; extrait thébaïque, 0,02.)

Soir. Pouls à 76-80, plus développé que ce matin, mais toujours fort irrégulier; voix faible, affaissement, toux rare, crachats visqueux, glutineux, ne contenant pas de sang.

23. Pouls à 80 comme hier; aphonie, par suite de l'affaissement profond dans lequel est tombée la malade; 36 inspirations par minute; toux, crachats jaunâtres, visqueux, non sanglants. La percussion offre de la matité au côté droit, principalement vers les parties moyenne et supérieure; à gauche, la résonnance est normale, la respiration s'entend dans tout le côté gauche; mais, à droite, elle est fort obscure; les râles sibilants et muqueux, observés au sommet du poumon, sont aujourd'hui peu perceptibles; à la base seulement, on trouve toujours du râle sous-crépitant; la bronchophonie est très-prononcée à chaque angle de l'omoplate; il n'y a point d'égophonie; intellect bien conservé. (Potion avec tartre stibié, 0,30; extrait thébaïque, 0,03).

Soir. Le pouls semble se relever, mais l'affaissement général est le même. Tolérance de la potion.

24. Rien de nouveau depuis hier. (Même potion.)

25. Pas de vomissements ni de selles, langue blanche, ventre indolent, moins d'amertume de la bouche, crachats visqueux, demi-transparents, non sanguinolents, percussion et auscultation sans aucune modification. (Potion stibiée.)

Soir. Pouls à 76. Tolérance parfaite du tartre stibié.

26. Le pouls est tombé à 64, la toux a diminué, les crachats sont muqueux, épais, jaunâtres; les phénomènes généraux paraissent s'amender; mais la percussion et l'auscultation présentent toujours les mêmes résultats, c'est-à-dire matité à droite et surtout vers le sommet; absence du bruit respiratoire en ce point. (Potion avec tartre stibié, 0,25; extrait thébaïque, 0,05).

Soir. Depuis ce matin, il est survenu un changement complet dans la physionomie du malade. Il y a une altération profonde des traits du visage, de l'anxiété; les paroles sont faibles, entrecoupées, les réponses lentes, monosyllabiques; toux nulle, ainsi que l'expectoration; le pouls donne 120-130 pulsations par minute, il est petit, faible; la peau est couverte de sueurs copieuses et froides; il y a 40 inspirations par minute. (Sinapismes, vésicatoires aux cuisses.)

27. État fort grave, râle trachéal, pouls imperceptible. Mort dans la journée.

NÉCROPSIE. — *Thorax.* Le poumon gauche est sain dans toute son étendue; le poumon droit paraît, à l'extérieur, dans l'état normal; mais, incisé, on trouve son sommet occupé par un tissu dense, compact, grisâtre, dont les fragments vont au fond de l'eau.

Le *cœur* est sain; on trouve cependant quelques points d'ossification au-dessus de l'une des valvules sygmoïdes de l'aorte; le globule d'arantius correspondant est volumineux et dur.

Abdomen. La muqueuse gastro-intestinale ne présente pas de rougeur; le foie est volumineux et sain; la rate et les reins sont dans une intégrité parfaite.

L'âge de la malade a sans doute été une circonstance aggravante de la pneumonie. Celle-ci était circonscrite; elle occupait le sommet du poumon; néanmoins, il n'y a pas eu de délire; mais il s'est opéré, la veille de la mort, un changement très-remarquable: un mieux sensible s'est manifesté. On eût pu croire à l'efficacité du traitement, lorsque, tout à coup, les symptômes ont pris l'intensité la plus alarmante : on eût dit l'invasion d'un accès pernicieux. Voilà encore une pneumonie confiée presque exclusivement au tartre stibié, lequel ne répond pas toujours aux espérances de ses partisans. Il n'a nullement irrité les voix digestives.

6e OBSERVATION. — Valentin Kiek, âgé de vingt-quatre ans, allemand, tailleur, est d'une faible constitution, d'un tempérament lymphatique. Depuis longtemps il est sujet à une affection catarrhale qui, chaque hiver, l'oblige à passer plusieurs mois au lit. Il est, en outre, fatigué fréquemment par des palpitations de cœur. Le 13 janvier 1847, sa bronchite reparaît; mais il n'y a point de fièvre; les crachats sont muqueux, verdâtres; la percussion et l'auscultation ne fournissent aucun caractère spécial : des tisanes adoucissantes, quelques loochs opiacés suffisent pour améliorer l'état de ce malade.

Le 19 janvier, le soulagement était complet, la toux avait presque disparu, lorsque, le 27, à la suite d'un refroidissement, Kiek est pris subitement d'un frisson violent et prolongé, auquel succède une vive chaleur; en même temps, il survient une toux vive, quinteuse, pénible; l'expectoration continue à être abondante, mais elle présente des stries de sang fort apparentes; il y a de la dyspnée, une douleur aiguë au côté droit de la poitrine; la percussion donne en ce point une matité très-prononcée. A gauche, la sonorité est normale; le bruit respiratoire, qui est sec, comme râpeux dans tout le côté gauche, ne s'entend que très-faiblement à droite, à la base; on y distingue du crépitant, principalement en avant; en arrière le râle est plus sibilant; le pouls donne 110-120 battements par minute; les mouvements du cœur sont étendus, assez forts et tumultueux, mais n'offrent aucun souffle particulier; la langue est blanche, le ventre n'est le siége d'aucune douleur; il y a de la constipation. (Saignée du bras — caillot consistant, couenne épaisse, dense, jaunâtre; — potion avec tartre stibié, 0,30; extrait thébaïque, 0,05).

28. Le pouls conserve la même fréquence, mais il est moins dur, moins plein; la toux, l'expectoration n'ont pas été modifiées. Après chaque cuillerée de la potion, il y a des vomissements abondants de matières jaunâtres, mais point de selles; le ventre est resté indolent. (Potion avec tartre stibié, 0,30; extrait thébaïque, 0,05).

29. Pendant toute la journée et une partie de la nuit, vomissements abondants, soit de matières bilieuses jaunâtres, soit de la tisane ou du lait; deux évacuations alvines liquides; anxiété fort grande, agitation, pouls toujours aussi fréquent, toux vive, crachats plus rares, mais sanglants, visqueux, couleur sucre d'orge; langue sèche, épigastre tendu, dur, fort sensible à la plus légère pression; le ventre, dans le reste de son étendue, est indolent. (Deux ventouses scarifiées à l'épigastre, vésicatoires aux jambes; guimauve, looch simple, lait).

30. Les vomissements persistent, les nausées sont presque incessantes, le pouls est petit, à 120-124; il y a de l'oppression; les phénomènes locaux relatifs à la percussion et à l'auscultation sont toujours les mêmes. (Guimauve, eau de Seltz, sinapismes aux pieds).

31. Altération profonde des traits de la face, souffrance générale, pouls petit, peau froide, point de vomissements ni de selles, épigastre tendu, dur, météorisé, fort douloureux à la pression, peu de toux, pas d'expectoration, oppression très-grande. (Vésicatoire sur l'épigastre.)

Soir. Mort.

NÉCROPSIE. — *Poitrine.* Les deux feuillets de chaque plèvre sont séparés par une couche de matière gélatineuse, molle, verdâtre, élastique, imprégnée de fluides séreux. Cette couche, qui a au moins un centimètre et demi d'épaisseur, offre beaucoup d'analogie avec le tissu cellulaire œdémateux.

Le lobe inférieur du poumon droit offre tous les caractères de l'hépatisation rouge; son tissu est dur, dense, consistant, compact; plongé dans l'eau, il ne ne surnage point. Le sommet de ce poumon est parfaitement sain; à gauche, il n'y a que de l'engouement.

Le cœur est volumineux; son tissu est rougeâtre, consistant; le ventricule gauche est un peu hypertrophié, ses parois ont un centimètre et demi d'épaisseur.

Abdomen. L'estomac est fortement retréci près de l'orifice pylorique; sa muqueuse a une teinte rougeâtre très-vive dans toute son étendue; elle offre aussi des rides ou plicatures très-nombreuses et très-prononcées. Dans les intestins, on trouve encore des points d'une vive injection. Le foie, la rate et les reins sont dans l'état normal.

Cette pneumonie est survenue dans des circonstances tout à fait fâcheuses chez un jeune homme faible et sujet à des bronchites plus ou moins intenses. La saignée, et immédiatement après le tartre stibié, n'ont produit aucun changement favorable. Le tartre stibié a évidemment irrité le tube digestif; il a fallu renoncer à son emploi; les autres révulsifs ont été sans efficacité. L'estomac a présenté les vestiges d'une inflammation non douteuse.

7e OBSERVATION.—Magdeleine Lestage, âgée de vingt-deux ans, domestique, a toutes les apparences d'une bonne constitution; elle est grande, bien conformée, ses muscles sont fortement prononcés; elle est d'un tempérament sanguin; la menstruation s'est toujours effectuée d'une manière régulière.

Le 5 mars 1842, à la suite d'un refroidissement, elle éprouva du malaise, de la céphalalgie, puis un frisson violent qui fut suivi de chaleur; en même temps, il se déclarait une douleur au côté gauche de la poitrine, une toux vive, accompagnée d'une expectoration sanglante et de la dyspnée.

Le 7 mars, cette malade entre à l'hôpital et présente les phénomènes suivants : teint un peu jaunâtre de la peau, face colorée, pouls fréquent, 120 pulsations par minute, céphalalgie intense, toux vive, expectoration peu abondante, visqueuse, demi-transparente, imprégnée de sang; douleur aiguë au côté gauche de la poitrine, augmentée par la toux ou une inspiration prolongée; gêne marquée de la respiration, 42 inspirations par minute; sonorité du thorax dans le côté droit, matité à gauche, principalement vers la base. En ce dernier point, râle crépitant manifeste, souffle bronchique au sommet; à droite, bruit respiratoire normal accompagné, à la base, de quelques râles muqueux. (Saignée du bras — caillot consistant, dense, recouvert d'une couenne épaisse, dense et jaune; — deux ventouses scarifiées au côté gauche de la poitrine; tisane pectorale, looch calmant).

8. Pouls à 112, peu développé, respiration aussi gênée; toux fréquente, expectoration peu abondante, brunâtre, foncée; matité toujours considérable à la base du poumon gauche; respiration bronchique au sommet du poumon de ce côté; absence du bruit respiratoire à la base. A droite, respiration naturelle, un peu sifflante vers la partie moyenne. (Vésicatoires aux cuisses; — potion avec tartre stibié, 0,30; extrait thébaïque, 0,05).

9. Vomissements bilieux après les trois premières cuillerées de potion; point d'évacuations alvines liquides; pouls petit, à 92; peu de toux, crachats rares, visqueux, peu colorés; matité aussi prononcée sous l'aisselle gauche et à la partie postérieure de ce côté; persistance du râle crépitant; langue blanche, sans rougeur des bords; peu de soif, anorexie, ventre indolent. (Un vésicatoire au côté gauche de la poitrine; — potion avec tartre stibié, 0,30; extrait thébaïque, 0,05.)

10. Tolérance parfaite de la potion stibiée; pouls déprimé, à 84 pulsations; crachats rares, un peu jaunâtres, n'ayant aucune strie de sang; point de gêne de la respiration; matité moins prononcée à la base du poumon gauche, disparition du râle crépitant; point de douleur abdominale, point de vomissements, constipation. (Potion avec tartre stibié, 0,30; extrait thébaïque, 0,05).

11. Pouls encore à 90 pulsations, peu de toux, expectoration

nulle, point de dyspnée, sonorité dans le côté gauche, et bruit respiratoire plus perceptible, langue jaunâtre, inappétence, peu de soif, ventre indolent; point de selles. (Potion avec tartre stibié, 0,30; extrait thébaïque, 0,05).

Dès ce moment, la convalescence était bien franche; cependant le pouls a conservé pendant deux jours une certaine fréquence, donnant 80-90 pulsations, alors que tous les autres phénomènes dénotaient une décroissance bien grande dans la phlegmasie pulmonaire.

Le 17 seulement, le pouls est descendu à 60; la toux et l'expectoration ont disparu. Le 22, la guérison était bien positive, et la malade quittait l'hôpital.

Cette pneumonie était légère; le tartre stibié en a triomphé assez vite; mais il est à remarquer que les symptômes locaux avaient déjà disparu, que le pouls conservait encore de la fréquence. Il est à noter que, malgré les apparences d'une forte constitution, une seule émission sanguine avait suffi pour faire craindre un état de faiblesse générale. Le tartre stibié est venu en temps très-opportun changer la scène morbide.

8ᵉ OBSERVATION. — Doucet (François), âgé de quarante ans, terrassier, d'une constitution forte, d'un tempérament sanguin, éprouva, à la suite d'un refroidissement, un frisson violent, puis de la chaleur. La fièvre devint continue, s'accompagna de toux, de dyspnée et d'une expectoration sanglante.

Lors de l'entrée de Doucet à l'hôpital, le 11 avril 1843, c'est-à-dire six jours après l'invasion de la maladie, voici les symptômes observés : face colorée, yeux injectés, chaleur âcre de la peau, toux fréquente, crachats peu abondants, visqueux, demi-transparents, colorés par des stries de sang; dyspnée, percussion douloureuse au sommet du poumon droit, produisant une matité très-prononcée à la base de chaque côté; au sommet du poumon droit, légères bulles de râle muqueux, souffle normal au sommet du poumon gauche; mais inférieurement et de chaque côté, absence du bruit respiratoire, battements du cœur réguliers, pouls large, dur, fréquent, à 90, langue blanche, inappétence, ventre indolent, selles naturelles. (Saignée du bras — caillot consistant, couenne épaisse et dense; — tisane pectorale, sinapismes aux pieds.)

Soir. Pouls encore fréquent à 88-90, plein et dur, visage très-coloré, peau ardente, dyspnée, toux, crachats sanguinolents. (Deuxième saignée du bras — caillot consistant, petit, rétracté, couenne épaisse et dense.)

13. Pouls toujours à 90 pulsations; dyspnée, toux, crachats épais, visqueux, imprégnés d'une certaine quantité de sang, un peu foncés, du moins ayant une tendance à devenir brunâtres; point de douleur au thorax, matité persistante à la base, de chaque côté de la poitrine; au sommet, souffle bronchique manifeste; vers la partie moyenne et à gauche, râle crépitant; à droite, râle sibilant léger; plus bas, tant en avant qu'en arrière, absence du bruit respiratoire; point de râles, point d'égophonie. (Troisième saignée du bras — caillots comme les précédents.)

14. Pouls déprimé, à 100 pulsations, dyspnée, toux, expectoration brunâtre foncée, couleur jus de pruneaux; les résultats de la percussion et de l'auscultation sont identiques à ceux présentés hier; toujours imperméabilité des poumons dans leurs lobes inférieurs; râle crépitant à gauche vers la partie moyenne; langue jaunâtre, inappétence, nausées, ventre indolent, selles rares. (Potion avec tartre stibié, 0,40; extrait thébaïque, 0,03.).

Soir. Ni vomissements, ni selles; pouls encore à 100, mais déprimé; toux aussi vive, crachats encore rouillés, foncés.

15. Pouls avec la même fréquence, crachats moins brunâtres, mais toujours teints de sang, dyspnée, percussion toujours douloureuse partout, râles crépitants plus manifestes en avant, au niveau de chaque mamelon; plus bas, et toujours en avant, aucun souffle n'est distinct; en arrière, râles sous-crépitants, muqueux, à grosses bulles; battements du cœur réguliers, aucune douleur au ventre, langue jaunâtre; point de selles, point de vomisse-

ments. (Potion avec tartre stibié, 0,40 ; extrait thébaïque, 0,03 ;— vésicatoires de chaque côté du thorax, à la base et en arrière.)

16. Pouls plus dur, plus élevé, plus plein, à 100-110 pulsations, dyspnée très-grande, toux; les crachats offrent seulement des stries de sang; bruit respiratoire plus naturel, en avant et en haut de la poitrine; râles crépitants plus humides vers le milieu; inférieurement, on commence à distinguer du souffle; en arrière, c'est du râle muqueux à grosses bulles; battements du cœur étendus, forts, précipités, tumultueux; langue blanche, épigastre entièrement insensible; point d'évacuations alvines. (Saignée du bras — caillot retracté, couenne dense, épaisse, jaune verdâtre; — potion avec tartre stibié, 0,50; extrait thébaïque, 0,05.)

Soir. Pouls à 80 pulsations, moins développé, moins de toux, peu de sang dans les crachats.

17. Pouls à 76-80 pulsations, sonorité dans tout le côté droit du thorax, respiration naturelle en avant et en haut, accompagnée, en bas et en arrière, de râles sous crépitants et muqueux; à gauche, même sonorité, et bruit respiratoire devenu plus perceptible et plus naturel; peu de toux, crachats muqueux, épais, verdâtres, langue naturelle, appétit, ventre indolent, une seule évacuation alvine. (Potion avec tartre stibié, 0,40; extrait thébaïque, 0,05.)

18. Pouls normal, respiration très-calme; la sonorité de la poitrine devient chaque jour plus évidente; la même progression a lieu pour le murmure respiratoire, qui est aussi plus perceptible. Dès ce moment, la convalescence s'établit d'une manière bien prononcée, et le 28 du même mois, la guérison était évidente.

Ici, les saignées ont été multipliées et assez copieuses: on doit leur accorder une part importante dans l'issue de la maladie; mais le tartre stibié n'y a point été étranger: on peut l'accuser d'avoir surexcité. De là, la nécessité d'une dernière saignée; mais, dès ce moment, il y a eu une amélioration rapide et définitive des symptômes, soit locaux, soit généraux.

9ᵉ OBSERVATION. — Binet (Pierre), âgé de trente-six ans, forgeron, robuste, d'un tempérament sanguin, éprouva, le 1ᵉʳ juin, sans cause connue, un frisson violent, auquel succéda de la chaleur. Il y eut alors de la fièvre, de la dyspnée, de la toux et une expectoration brusquement sanglante.

Lors de l'arrivée de ce malade à l'hôpital, le 5 juin 1844, l'interne du service jugeant nécessaire une saignée du bras, la pratiqua sur-le-champ. Le sang fourni par cette saignée présenta un caillot petit, retracté, recouvert d'une couenne dense, jaunâtre et épaisse.

Le lendemain matin, à la visite, on constata l'état suivant : chaleur âcre de la peau, pouls à 110-112 pulsations, face colorée, céphalalgie intense, dyspnée assez forte, toux fréquente; crachats, les uns, imprégnés d'un sang épais, rouge foncé; les autres, formés par une sérosité légèrement sanguinolente. Percussion thoracique sonore dans tout le côté gauche, moins bonne à droite, principalement à la base, où il y a une matité très-grande; bruit respiratoire naturel à gauche, puéril au sommet du poumon droit, légèrement affaibli vers la partie moyenne, et à peine distinct vers la base et en arrière; point d'égophonie; inappétence, langue blanche, ventre indolent, constipation. (Deuxième saignée du bras, — caillot consistant, volumineux, couenne épaisse, dense; — quatre ventouses scarifiées au côté droit du thorax.)

Soir. Pouls à 120, plein, très-développé, dyspnée, toux intense, expectoration entièrement sanglante, visqueuse, demi-transparente; aucune douleur au thorax, même lors des fortes inspirations. (Troisième saignée du bras, — caillot consistant, petit, couenne épaisse, dense.)

7. Aucune modification dans la fréquence et la force du pouls, dans l'intensité de la toux, dans la nature des crachats; percussion toujours sonore dans le côté gauche de la poitrine, mais matité aussi absolue à la base du poumon droit; même obscurité du bruit respiratoire en ce point. (Quatrième saignée du bras, — caillot consistant, couenne épaisse et dense; — 3 ventouses scarifiées au côté droit du thorax; vésicatoires aux jambes.)

8. Pouls à 120-124 pulsations, moins dur et moins développé que précédemment, teinte pâle de la face, toux vive, crachats devenus plus foncés, brunâtres, couleur jus de pruneaux, dyspnée; point de changement dans les résultats de la percussion et de l'auscultation. (Potion avec tartre stibié, 0,25; extrait thébaïque, 0,05.)

Soir. Point de vomissements, selles nombreuses liquides, pouls fréquent, encore à 116-120 pulsations.

9. Toux moindre, point de douleur au thorax, crachats encore brunâtres, d'un rouge foncé, pouls sans modification dans le nombre des pulsations, dyspnée; rien de nouveau quant à l'auscultation et la percussion. (Potion avec tartre stibié, 0,25; extrait thébaïque, 0,05.)

Soir. Trois selles liquides; ni nausées, ni vomissements; moins de dyspnée; pouls encore à 112-116.

10. Crachats moins foncés, seulement imprégnés de quelques stries de sang, rares; pouls à 110-116; peu de toux; point de dyspnée; matité bien moindre dans le côté droit, moins étendue, circonscrite seulement à la partie inférieure; bruit respiratoire plus naturel au sommet du poumon, plus clair que précédemment à la partie moyenne, commençant à être distinct inférieurement; en arrière, râles muqueux et sous-crépitants; à gauche, état normal du poumon. (Potion avec tartre stibié, 0,25; extrait thébaïque, 0,05.)

Soir. Tolérance parfaite du médicament; pouls à 90 pulsations.

11. Le pouls est rapidement tombé à 76-80; peu de toux, crachats fort légèrement rougeâtres, point de dyspnée. (Looch avec oxide d'antimoine, 2,0; extrait thébaïque, 0,05.)

Pendant huit jours, cette même potion est administrée, et peu à peu, les phénomènes qui dénotaient l'existence de la pneumonie se sont dissipés. Le 17, le malade quitte l'hôpital, et à cette époque, le poumon était perméable dans toute son étendue; la toux était presque nulle, et le pouls avait entièrement repris son calme ordinaire.

Il a fallu, chez ce malade, quatre saignées pour modérer, non la pneumonie qui marchait toujours, mais ce qu'on pourrait nommer la disposition ou diathèse inflammatoire. C'est alors que le tartre stibié, quoiqu'à une dose modérée, a opéré un manifeste et heureux changement : celui-ci s'est fait remarquer plutôt dans les phénomènes locaux que dans les phénomènes généraux, qui se sont soutenus plusieurs jours à un haut degré. Évidemment, le tartre stibié paraît exercer son action sur l'organe malade, bien plus que sur l'ensemble de l'organisme.

10ᵉ OBSERVATION.— Peyronneau (Jean), âgé de vingt et un ans, sabotier, d'une constitution assez bonne, d'un tempérament lymphatico-sanguin, a eu, en 1836 et 1840, des pleurésies de l'un et de l'autre côté de la poitrine; elles furent traitées par les émissions sanguines générales et locales. Depuis cette époque, Peyronneau toussait et crachait, principalement le matin. Cette affection, réduite à l'état d'une simple bronchite, ne l'empêchait pas de se livrer à ses occupations ordinaires.

A la fin de novembre 1844, ayant passé plusieurs nuits couché sur un plancher humide, il fut pris d'un accès fébrile bien caractérisé. Le lendemain, un nouvel accès eut lieu, mais les stades furent moins prononcés; un court frisson fut suivi d'une vive chaleur, mais non de sueur. La fièvre demeura continue; il y eut, en outre, de la dyspnée, une toux quinteuse et une expectoration sanglante.

Le 29 novembre, lors de l'arrivée de ce malade à l'hôpital, voici les phénomènes morbides qu'on observait : face colorée, chaleur âcre de la peau, pouls fréquent, dur, plein, à 120-124; toux, expectoration de crachats muqueux, visqueux, transparents, légérement colorés par le sang; douleur au côté droit de la poitrine, augmentée par les efforts de la toux et les mouvements prolongés de la respiration; percussion sonore à la partie antérieure du côté droit jusqu'au sixième espace intercostal. A partir de ce point, matité assez prononcée; à gauche, sonorité dans toute la partie antérieure et inférieure du thorax; matité circonscrite et légère à l'angle inférieur de l'omoplate. Auscultation : râle muqueux à droite, depuis le sommet jusqu'au niveau du mamelon; au-dessous de ce point, râle crépitant; en arrière, égophonie sous l'omoplate; à gauche, léger râle muqueux à la base du poumon; point d'égophonie; langue normale, anorexie, soif; ventre indolent, selles naturelles. (Infusion de violettes; saignée du bras — caillot consistant, couenne épaisse et dense; — trois ventouses scarifiées au côté droit de la poitrine.)

30. Face colorée, pouls plein, fréquent à 120-126; oppression manifeste; douleur vive au côté droit, augmentée par la toux; crachats rouillés, visqueux; céphalalgie intense, vertiges; langue rouge sur les bords et à la pointe, couverte au centre d'un enduit blanchâtre; soif, inappétence; abdomen indolent, une selle liquide. (Deuxième saignée du bras — caillot volumineux, consistant, couenne épaisse et dense; — quatre ventouses au côté droit de la poitrine.)

1er décembre. Même fréquence du pouls, coloration du visage, dyspnée; toux, crachats visqueux, demi-transparents, teints d'une quantité notable de sang; percussion toujours sonore au sommet du poumon droit, mais offrant de la matité à la base; à gauche, sonorité dans tout ce côté. Auscultation: râles muqueux et crépitant dans le côté droit, égophonie légère à l'angle inférieur de l'omoplate; à gauche, quelques légers râles muqueux dans le côté, mais possibilité d'entendre partout le bruit respiratoire; langue blanchâtre, ventre indolent, selles naturelles. (Potion avec tartre stibié, 0,30; extrait thébaïque, 0,03.)

Soir. Pouls moins développé, toujours fréquent; face colorée, yeux injectés, dyspnée, évacuations alvines copieuses, vomissements bilieux assez abondants, crachats toujours rouillés.

2. Expectoration visqueuse, un peu brunâtre, foncée; toux aiguë et pénible, dyspnée très-grande; pouls à 126-128 pulsations, plein et très-dur; moins de matité à la base du côté droit de la poitrine; râle crépitant manifeste au creux axillaire et au-dessous du mamelon; au niveau de l'angle inférieur de l'omoplate retentissement égophonique; langue blanche, ventre indolent;

deux selles liquides. (Saignée du bras — caillot consistant, couenne épaisse, dense, jaune; — potion avec tartre stibié, 0,30; extrait thébaïque, 0,03; — vésicatoires aux cuisses; guimauve.)

Soir. Pouls à 112-116, moins développé; point de douleur au côté droit, si ce n'est pendant la toux, qui est aiguë et qui a lieu par quintes; expectoration de crachats rouillés, imitant la couleur sucre d'orge, demi-transparents, peu abondants; tolérance de la potion; ni vomissements, ni selles.

3. Même état; pouls à 116-120; aucune modification dans les phénomènes généraux et locaux. (Potion avec tartre stibié; 0,30. extrait thébaïque, 0,03.)

Soir. Pouls à 128, mou; crachats plus rares, peu épais, délayés, bien moins rouillés; ni vomissements, ni selles.

4. Pouls variable, de 110 à 120 pulsations par minute; crachats visqueux, demi-transparents, mais contenant une quantité moindre de sang; moins de toux et de dyspnée; la sonorité du thorax, au côté droit, paraît plus étendue; elle existe jusqu'au septième espace intercostal; et même, à partir de ce point, la matité est moins absolue que les jours précédents. Entre le septième et le huitième espace intercostal, on distingue un râle crépitant très-manifeste, plus humide, se rapprochant du râle sous-crépitant; plus bas, on ne trouve aucun souffle particulier; en arrière, il y a une légère égophonie; à gauche, la sonorité est générale; moins marquée, cependant, en arrière et sur le côté; bronchophonie exagérée le long de la colonne vertébrale; quelques râles muqueux au creux axillaire et près du mamelon. (Saignée du bras; — potion avec tartre stibié, 0,30; extrait thébaïque, 0,03.)

Soir. Pouls toujours fréquent, dyspnée; crachats glutineux, visqueux, peu sanglants; ni nausées, ni vomissements, ni selles; ventre indolent; langue blanche, un peu rouge sur les bords et à la pointe.

5. Pouls toujours plein, dur et aussi fréquent; moins de toux, mais persistance de la matité à la base du poumon droit, et du râle crépitant vers sa partie moyenne; dyspnée très-grande;

expectoration un peu brunâtre, abondante, formant sur le linge une tache à bords plus foncés qu'au centre; langue blanche, ventre un peu douloureux à l'épigastre; deux selles liquides. (Potion avec tartre stibié, 0,30; extrait thébaïque, 0,03.)

Soir. Pouls toujours fréquent, moins développé; peu de dyspnée; point de douleur au thorax, même lors de la toux; crachats muqueux, peu consistants, non rouillés, beaucoup plus clairs; langue rouge à la pointe et sur les bords, blanche au centre; trois selles liquides.

6. Pouls plus mou, à 116 pulsations, régulier; toux, crachats, les uns épais, jaunes verdâtres; d'autres avec des stries grisâtres; point de dyspnée; matité plus circonscrite au côté droit de la poitrine, tendance du râle crépitant à diminuer, absence moins complète du bruit respiratoire, mais égophonie aussi prononcée à l'angle inférieur de l'omoplate. A gauche, sonorité générale, murmure respiratoire un peu exagéré, mais sans râle. (Vésicatoire au côté droit de la poitrine; guimauve, looch calmant, lait.)

Soir. Pouls à 92; respiration non gênée.

7. Pouls à 90 pulsations; crachats plus épais, blanchâtres, muqueux, peu de toux; l'administration du tartre stibié est abandonnée; mais je dois ajouter que le moment où la convalescence devint franche fut encore assez éloigné; la fièvre persista, elle résista même à l'emploi de la digitale; puis, il survint de la prostration, un affaissement général qui fut combattu avec bonheur par le quinquina. Pendant ces diverses périodes, les phénomènes thoraciques avaient presque disparu; l'espace occupé par la matité, dans le côté droit de la poitrine, s'est successivement rétréci de plus en plus; en même temps, le bruit respiratoire reprenait son rhythme naturel; il était perçu dans toute la poitrine; néanmoins, ce ne fut que le 7 janvier 1845 que Peyronneau put quitter l'hôpital.

La pleuro-pneumonie a débuté chez ce malade par un fort accès de fièvre; puis celle-ci est devenue continue. Après deux saignées, on a donné la potion stibiée; il n'y a point eu de tolérance. Après une nouvelle saignée, la tolérance s'est établie; alors, les symptômes locaux ont diminué d'abord, et ce n'est que quatre jours après que la fièvre a été moindre, sans cesser entièrement. Le quinquina a terminé la maladie, bien qu'il n'y ait eu ni rémittence ni intermittence marquées.

11ᵉ OBSERVATION. — Lafargue (Pascal), âgé de vingt-neuf ans, boulanger, d'une constitution forte, d'un tempérament sanguin, a été atteint parfois de bronchites et de quelques irritations gastro-intestinales qui ont été toujours légères.

Le 22 janvier 1845, après avoir bu de l'eau froide, son corps étant couvert de sueur, il eut un frisson prolongé, suivi de chaleur. La fièvre, dès ce moment, eut une certaine intensité, devint continue, présentant cependant des exacerbations irrégulières. Le lendemain de l'invasion, il se manifesta une douleur très-vive dans le côté droit de la poitrine, puis de la toux, de la dyspnée, et presque en même temps les crachats furent imprégnés d'une certaine quantité de sang; il y eut également de la céphalalgie, des vertiges, un sentiment de chaleur par tout le corps.

Lafargue se rendit à l'hôpital le 24, dans la soirée. La fièvre, la dyspnée, l'expectoration sanglante, les résultats de l'auscultation et de la percussion indiquaient une saignée du bras; elle fut pratiquée immédiatement: le sang retiré de la veine fournit un caillot dense, rétracté, recouvert d'une couenne épaisse, consistante et d'un blanc jaunâtre.

Le lendemain, 25 février, lors de la visite, voici l'état dans lequel se trouvait le malade : pouls accéléré, plein, développé, 110-114; céphalalgie intense, vertiges, toux, expectoration peu abondante de crachats, les uns blancs, visqueux et consistants; les autres, plus liquides et légèrement rouillés; enfin, d'autres sont imprégnés d'une quantité assez grande de sang; douleur au côté droit de la poitrine vers le sixième espace intercostal; respiration gênée, 30 inspirations. La percussion démontre de la matité dans tout le côté droit, depuis le sommet jusqu'à la base, surtout en arrière; sonorité à gauche; l'auscultation fait entendre un murmure respiratoire sec et râpeux au sommet du poumon droit; plus bas, râles muqueux et sibilants au niveau du mamelon; enfin, en arrière et en bas, absence totale du bruit respiratoire; à gauche, la respiration est, en général, assez nette, masquée quelquefois par des râles sibilants; le long de la colonne vertébrale, la bronchophonie est exagérée; langue blanche, inappétence, amertume de la bouche, soif, nausées, abdomen tendu, développé et indolent; constipation. (Deuxième saignée du bras — caillot consistant, couenne épaisse, dense, jaunâtre; — deux ventouses scarifiées au côté droit du thorax.)

Soir. Pouls à 120, plein, développé; dyspnée; crachats toujours teints de sang. (Troisième saignée du bras — caillot petit, retracté, couenne épaisse.)

26. Aucune modification dans le pouls, la toux et l'expectoration; 36 inspirations par minute. (Vésicatoires volants de chaque côté, à la base du thorax; — potion avec oxide blanc d'antimoine, 2,0.)

Soir. Encore 120-124 pulsations, 30 à 36 inspirations par minute; toux, crachats muqueux, visqueux, transparents, d'aspect sucre d'orge; pas de selles; langue couverte d'un enduit blanchâtre.

27. Pouls à 100, peu développé; crachats colorés encore par le sang; toux, dyspnée, 34 inspirations; matité dans tout le côté droit de la poitrine, surtout à la base; persistance des râles muqueux et sibilants inférieurement; on distingue même, au niveau du mamelon, un râle crépitant fin; ventre indolent, langue jaunâtre; pas d'évacuations alvines. (Potion avec tartre stibié, 0,30; laudanum de Sydenham, 6 gouttes.)

Soir. Vomissements après la deuxième cuillerée de potion; pas de selles; langue jaune, un peu rouge sur les bords; ventre indolent; pouls encore à 100; respiration gênée; crachats toujours sanglants; prostration.

28. Pouls à 100-106; affaissement général; matité dans le côté droit de la poitrine, avec absence du bruit respiratoire, en bas et en arrière; toux, crachats teints de sang, langue blanche,

ventre un peu douloureux à la pression; évacuations alvines nombreuses. (Potion avec tartre stibié, 0,40; extrait thébaïque, 0,05.)

Soir. Même fréquence du pouls, mais les crachats ne contiennent plus qu'une faible quantité de sang; point de selles.

29. Moins de matité dans le côté droit de la poitrine, absence moins complète du bruit respiratoire, crachats non sanglants, pouls à 72-74, respiration moins gênée. (Potion avec tartre stibié, 0,40; extrait thébaïque, 0,05.)

Soir. Pouls peu développé, peu fréquent; toux rare, expectoration entièrement muqueuse, jaunâtre, non sanguinolente.

1er avril. Pouls calme, amélioration notable dans les phénomènes généraux; diminution sensible de la matité observée au côté droit de la poitrine; perméabilité du poumon plus manifeste. Ces divers changements avantageux deviennent de plus en plus évidents; la résolution de la pneumonie s'effectue chaque jour; elle est complète le 7

Ici, il y a eu coïncidence dans la diminution assez rapide des phénomènes locaux et généraux. On ne peut contester l'effet très-marqué de la potion stibiée. Les irritations gastro-intestinales anciennes n'ont point été renouvelées par ce médicament.

12e OBSERVATION. — Bouvier (Jacques), âgé de cinquante-sept ans, terrassier, d'une bonne constitution, d'un tempérament lymphatico-sanguin, fut pris, le 14 février 1845, sans cause appréciable, de fièvre, de toux, avec expectoration sanglante, et de douleur au côté gauche de la poitrine, vers la base.

Le 24 février, lors de son arrivée à l'hôpital, ce malade présentait les phénomènes suivants : peau chaude, pouls fréquent, 100, peu développé; douleur au côté gauche de la poitrine, augmentant par les grandes inspirations; dyspnée, toux fréquente, expectoration de crachats sanguinolents, analogues, quant à la couleur, au sirop de groseilles; matité au côté droit de la poitrine; son plus clair à gauche; cependant, encore obscur en dehors du mamelon et à la partie postérieure; murmure respiratoire normal au côté droit, vers le sommet; râle sibilant non constant, mais assez fort pendant l'inspiration, et distinct à la partie inférieure du même côté. A gauche, respiration pure sous la clavicule, faible vers le creux axillaire, s'accompagnant de râles muqueux au-dessous du mamelon et en arrière; point d'égophonie, langue rouge à la pointe, abdomen indolent. (Saignée du bras — caillot consistant, couenne épaisse, dense, jaunâtre.)

25. Même état; pouls à 100 pulsations, crachats entièrement sanglants, dyspnée. (Potion avec tartre stibié, 0,30; laudanum de Sydenham, 6 gouttes.)

Soir. Pouls à 100-104, peu développé; expectoration aussi abondante et sanglante; deux selles liquides; point de dyspnée.

26. Pouls fréquent, mou; décubitus en supination, respiration peu gênée, ni selles, ni vomissements; toux, expectoration de crachats muqueux, teints de sang; sonorité du thorax au sommet, matité à la base; en cette dernière partie, persistance des râles muqueux et sibilants. (Potion avec tartre stibié, 0,30; laudanum, 6 gouttes.)

Soir. Pouls à 96, déprimé; crachats, les uns encore rouillés, sanguinolents; les autres, déjà blanchâtres, muqueux; vomissements copieux après la troisième cuillerée de la potion stibiée; respiration presque naturelle.

27. Pouls à 98, selles copieuses, point de vomissements, aucune modification dans la nature des crachats, ni dans les résultats de la percussion et de l'auscultation. (Potion avec tartre stibié, 0,30; laudanum de Sydenham, 6 gouttes.)

Soir. Pouls peu développé, mais aussi fréquent; respiration peu gênée, toux rare; expectoration en général muqueuse, blanchâtre et visqueuse; quelques crachats rares contiennent encore des stries de sang; pas de vomissements, mais selles copieuses.

28. Pouls à 92, plus développé que les jours précédents; peu d'oppression, toux, même nature des crachats; matité circonscrite à la base de la poitrine, de chaque côté; râles sibilants et muqueux moins forts et moins distincts; vomissements bilieux,

mais point de selles; langue blanche, ventre indolent. (Potion avec tartre stibié, 0,40; laudanum, 10 gouttes.)

Soir. Vomissements, deux selles, pouls à 90, peu développé; toux; les crachats ne sont plus sanglants.

1er mars. Pouls à 80, petit; ni vomissements, ni selles; crachats jaunes verdâtres, muqueux, point de dyspnée; la percussion tend à devenir sonore à peu près par tout le thorax, et la respiration y est beaucoup plus distincte. (Potion avec tartre stibié, 0,20; laudanum, 10 gouttes.)

Soir. Pouls à 68-70, vomissements bilieux, deux évacuations alvines, respiration non gênée, peu de toux, crachats blanchâtres.

2. Évacuations alvines copieuses, pas de vomissements, peu de toux, percussion en général sonore, quelques râles muqueux seulement à la base du thorax; pouls à 60. (Potion avec tartre stibié, 0,20; laudanum Sydenham, 10 gouttes.)

A partir de ce moment, l'amélioration a été progressive; une potion avec l'oxide blanc d'antimoine a suffi pour détruire les restes de la phlegmasie pulmonaire; les râles muqueux et sibilants qui masquaient le bruit respiratoire ont diminué d'intensité, et, le 19 avril, Bouvier a quitté l'hôpital, parfaitement guéri.

Il y a eu ici, presque constamment, intolérance du médicament stibié. La maladie n'a cédé que lentement et par degré. Probablement, l'intolérance était due à la trop petite quantité de laudanum qui accompagnait le tartrate de potasse et d'antimoine. Chaque cuillerée, en effet, n'en contenait pas une goutte.

13e OBSERVATION. Roncou (Guillaume), âgé de trente ans, maçon, d'une bonne constitution, d'un tempérament sanguin, bilieux, a eu, trois ans avant la maladie actuelle, une pneumonie du côté droit, qui avait nécessité l'emploi des saignées et des émissions sanguines locales.

Vers le milieu de juillet 1845, après s'être exposé à la pluie, il eut une bronchite en apparence légère, qui ne l'empêchait pas de travailler; cependant, parfois, elle paraissait s'exaspérer. Au commencement du mois d'août, survinrent des accès fébriles quotidiens, mais qui n'étaient pas parfaitement caractérisés, c'est-à-dire que les trois stades n'étaient ni bien distincts ni bien réguliers; mais le 3 août, sans cause déterminée, il se manifesta une douleur vive, pongitive, dans le côté droit de la poitrine, douleur qui gênait les mouvements de la respiration; en même temps, il y eut de la dyspnée, une toux saccadée, et les crachats furent immédiatement teints d'une quantité notable de sang.

Le 8 août 1845, lorsque Roncou arriva à l'hôpital, voici les phénomènes qu'il présentait : pouls, 120 pulsations, plein et régulier; décubitus en supination, face peu colorée, céphalalgie intense, vertiges, sifflements d'oreilles, pupilles à l'état normal, toux fréquente, expectoration abondante de crachats, les uns blancs, aqueux, n'ayant que de faibles stries de sang; les autres, épais, visqueux, glutineux, plus foncés; douleur continue au côté droit de la poitrine, augmentée par les mouvements, la toux, les efforts d'inspiration; respiration gênée, 32 inspirations par minute. Percussion. Côté droit : matité légère sous l'aisselle, mais plus manifeste sous le mamelon et en arrière, complète au huitième espace intercostal, sonorité sous la clavicule; à gauche, son assez clair en général, plus faible cependant en arrière.— Auscultation : Au côté droit, respiration naturelle au sommet du poumon; crépitation sous l'aisselle, se convertissant en râle crépitant fin dans les grandes inspirations; râle crépitant très-manifeste dans toute la partie supérieure, surtout à l'angle inférieur de l'omoplate. A gauche, respiration pure en avant, en haut, accompagnée en arrière de quelques râles sous-crépitants légers; battements du cœur précipités, sans souffle spécial. (Saignée du bras — caillot rétracté, petit, couenne épaisse, dense; — trois ventouses scarifiées au côté droit du thorax.)

9. Peau toujours très-chaude, pouls fréquent, plein, développé, à 116-120; toux vive, crachats épais, visqueux, d'un aspect sucre d'orge foncé; moins de dyspnée, 28 inspirations.

(Deuxième saignée du bras — caillot consistant. — Quatre ventouses scarifiées au côté droit du thorax ; — looch avec oxide d'antimoine, 2,0 ; extrait thébaïque, 0,02.)

Soir. Pouls encore à 116-120, toujours plein, 30 inspirations ; même nature des crachats, même intensité de la toux.

10. Le pouls est toujours le même ; les crachats semblent plus foncés, plus brunâtres ; toux, dyspnée ; encore de la matité à la base du poumon droit ; râles crépitants moins distincts, comme effacés ; en arrière, aucun souffle spécial. (Potion avec tartre stibié, 0,30 ; extrait thébaïque, 0,05.)

Soir. Moiteur générale, pouls accéléré, 116, peu plein, assez ample ; respiration moins gênée, 26-28 inspirations par minute ; toux assez fréquente, crachats épais, visqueux, contenant toujours du sang ; vomissements bilieux, jaunes, verdâtres, abondants après chaque cuillerée de la potion ; deux selles liquides ; ventre indolent.

11. Pouls variant de 106 à 98 pulsations, moins ample ; respiration moins gênée, 24 inspirations ; crachats en partie aqueux, muqueux, ne contenant pas de sang. (Potion avec tartre stibié, 0,30 ; extrait thébaïque, 0,03.)

Soir. Peau chaude, pouls, 100 pulsations, peu développé ; 26 inspirations, expectoration moins abondante ; la plupart des crachats ne sont pas imprégnés de sang, ils sont, en général, blancs ou grisâtres ; la langue est blanche, le ventre indolent ; il n'y a eu qu'une seule selle liquide, mais point de vomissements.

12. Pouls à 102, peu plein, 26 inspirations ; peu de toux, crachats presque tous épais, visqueux, jaunes verdâtres ; un seul depuis hier soir contient du sang ; une selle diarrhéique ; la percussion fournit moins de matité que précédemment dans le côté droit ; l'auscultation fait entendre un râle muqueux sous le mamelon du côté droit ; du râle crépitant en arrière, surtout à l'angle inférieur de l'omoplate lors des grandes inspirations ; à gauche, il n'y a rien de particulier. (Potion avec tartre stibié, 0,30 ; extrait thébaïque, 0,03.)

Soir. Le pouls est encore à 100 pulsations, peu plein ; crachats rares, épais, glutineux, ne contenant que fort peu de sang ; 26

inspirations; langue naturelle, point de vomissements, une selle diarrhéique, ventre indolent.

13. Chaleur générale, tendance à la moiteur, pouls à 100-102, respiration moins accélérée, 20 à 22 inspirations; peu de toux, crachats moins abondants, en partie aqueux et muqueux; une selle liquide. (Potion avec tartre stibié, 0,30; extrait thébaïque, 0,03.)

Soir. Pouls à 94-96, 26 inspirations, langue naturelle, ni nausées, ni vomissements, inappétence, deux selles liquides, crachats épais, moins visqueux, non sanglants, peu de toux; percussion plus sonore que précédemment au côté droit; râles muqueux dans toute l'étendue de ce côté en avant; en arrière, parfois râle crépitant distinct dans les grandes inspirations.

14. Pouls à 80, régulier; crachats entièrement muqueux, respiration naturelle; dès ce jour, le tartre stibié est cessé; le pouls tombe successivement, le 15 et le 16, à 70 et 60 pulsations; la percussion, en même temps, devenait sonore dans tout le côté primitivement affecté; le bruit respiratoire y était perçu plus distinct et plus dégagé des râles muqueux et crépitants; enfin, le 23, le malade a pu quitter l'hôpital : il ne conservait aucune trace de son affection pulmonaire.

On a vu, chez ce malade, le pouls conserver longtemps sa fréquence, malgré l'emploi soutenu du tartre stibié. La pneumonie avait été précédée d'accès fébriles et d'un état morbide qui, sans doute, concourait à la rendre plus opiniâtre. Cette affection n'était, d'ailleurs, que la reproduction de celle qui avait eu lieu trois ans auparavant; néanmoins, elle a cédé complétement.

14° OBSERVATION. — Zasiana, âgé de dix-neuf ans, boulanger, est d'une faible constitution, d'un tempérament lymphatique. Les fièvres intermittentes auxquelles il est sujet depuis trois ans, ont beaucoup altéré sa santé. Ces fièvres ont été presque constantes; elles n'ont été jamais que momentanément suspendues par le sulfate de quinine. Zasiana est venu fréquemment à l'hôpital; il a pris le quinquina sous toutes les formes : l'effet n'avait jamais qu'une courte durée. Aussi, cette répétition si rapprochée d'accès de fièvre a-t-elle amené dans cet organisme une détérioration assez prononcée. Il y a une pâleur caractéristique de la face, un peu d'infiltration des extrémités inférieures, une légère distension du ventre.

Le 26 décembre 1845, Zansiana vient à l'hôpital et raconte qu'à la suite d'une suppression brusque de transpiration, il a été pris d'un frisson violent auquel a succédé une vive chaleur; mais, comme dans les accès précédents, il n'y a pas eu de sueurs; la fièvre a été continue; puis, il s'est manifesté une douleur aiguë à la base de la poitrine, principalement au côté droit, de la dyspnée, une toux fréquente avec une expectoration sanglante. Examiné avec attention lors de son entrée, on constate chez ce malade une matité très-grande à la base de la poitrine, laquelle devient absolue lorsque l'on percute à la base du poumon gauche; au-dessous de chaque clavicule, la résonnance est à peu près normale; l'auscultation fait entendre, au sommet de chaque poumon, une respiration exagérée, bronchique; mais cette exagération diminue à mesure que l'on se rapproche de la base; au-dessous de chaque mamelon, on distingue du râle sibilant; mais à la base et sous l'aisselle du côté gauche, c'est un véritable râle crépitant; les battements du cœur sont étendus, clairs, sonores, sans bruit de souffle ou autre; la langue est blanche, il y a peu d'appétit, une soif vive; le ventre est développé, un peu tendu, indolent; on trouve dans l'hypochondre gauche une certaine renitence, une tumeur bien appréciable par la percussion, tumeur qui n'est autre que la rate développée; les selles sont naturelles; pouls à 104-108, assez développé. (Saignée du bras — caillot très-retracté, consistant, recouvert d'une couenne dense et épaisse; sérosité très-abondante.)

Soir. Pouls encore à 100 pulsations, bouffissure de la face, avec pâleur générale; œdème des extrémités inférieures, toux fréquente, expectoration visqueuse, sanguinolente, dyspnée. (Saignée du bras — caillot semblable à celui de la saignée du matin.)

27. Face colorée, insomnie, chaleur de la peau, pouls encore fréquent, moins développé, à 96-100 pulsations; toux vive, expectoration abondante, mais brunâtre, couleur jus de pruneaux, formant sur le linge une tache à bords plus foncés qu'au centre; dyspnée, 46 inspirations; percussion sonore à la partie antérieure de la poitrine, offrant de la matité à la base, mais surtout à gauche sous l'aisselle et en arrière; râle sibilant dans tout le côté droit de la poitrine; respiration bronchique au sommet du poumon gauche; absence complète du bruit respiratoire à la base de ce côté; point d'égophonie. (Potion avec tartre stibié, 0,30; sirop de morphine, 30,0; — large vésicatoire au côté gauche du thorax; guimauve, lait.)

Soir. Une seule évacuation alvine copieuse, un vomissement bilieux verdâtre; pouls toujours de 100 à 110 pulsations, déprimé; toux, expectoration encore brunâtre, foncée.

28. Chaleur âcre de la peau, pouls fréquent à 116-120 pulsations; toux vive, expectoration toujours brunâtre, formant sur le linge la même tache caractéristique; dyspnée assez grande; la percussion et l'auscultation ne présentent aucun changement depuis hier; la langue est blanchâtre, le ventre n'est pas plus tendu qu'à l'ordinaire; il est entièrement indolent. (Potion avec tartre stibié, 0,60; sirop de morphine, 30,0.)

Soir. Un seul vomissement bilieux, point d'évacuations alvines, pouls encore à 100-104 pulsations, petit; toux fréquente, expectoration rare, moins foncée.

29. Pouls à 90 pulsations, plus développé; toux peu fréquente, crachats rares, visqueux, demi-transparents, peu sanglants; moins de dyspnée, 30 inspirations; aucune douleur à la poitrine, même lors d'une forte inspiration; sonorité du thorax dans sa partie antérieure; matité moins grande, moins absolue à la base du poumon gauche. Il n'y a plus en ce dernier point, comme précédemment, absence du bruit respiratoire; mais on distingue quelques râles muqueux et sous-crépitants; dans le côté droit, c'est du râle sibilant, et sous chaque clavicule, c'est une respiration puérile. (Potion avec tartre stibié, 0,60; sirop de morphine, 0,30.)

Soir. Pouls à 86-90 pulsations ; peu de toux, crachats muqueux, la plupart jaunâtres, quelques-uns encore teints d'une faible quantité de sang ; peu de dyspnée, tolérance parfaite de la potion.

30. Pouls à 86-80 pulsations, régulier ; point de gêne de la respiration ; peu de toux ; crachats muqueux, jaunes verdâtres et rares ; matité encore moins prononcée à la base du côté gauche ; râles muqueux dans ce point ; à droite, respiration naturelle. (Potion stibiée comme hier.)

Soir. Tolérance parfaite, peu de toux, crachats rares et écumeux, respiration fort calme ; dès ce moment, vu l'amélioration si grande survenue dans l'état du malade, le tartre stibié est cessé. La pneumonie se dissipe complétement ; la matité observée à la base du côté gauche diminue chaque jour d'une manière sensible, et le bruit respiratoire y est entendu beaucoup plus distinctement. Il reste seulement une certaine fréquence du pouls ; car il y a toujours au moins 80 pulsations ; de plus, les jambes deviennent le siége d'une infiltration générale. On emploie tour à tour l'oxymel scilitique, le kermès, la digitale, le nitrate de potasse : ces divers moyens font disparaître la fièvre et l'œdème des membres inférieurs ; mais la guérison n'a lieu que le 12 février.

15e OBSERVATION. — Malo (Louis), âgé de vingt-neuf ans, marin, d'un tempérament sanguin, d'une forte constitution, n'a jamais fait de maladies sérieuses.

Le 1er décembre 1845, sans cause connue, il eut un frisson violent, qui fut suivi de chaleur et de sueur. Cet accès se répéta le lendemain ; mais, en même temps, il survint une toux vive et sèche, une douleur dans le creux axillaire gauche, et de la gêne pour respirer ; la fièvre devint continue.

Le 5 décembre 1845, Malo se rendit à l'hôpital : il offrait les phénomènes morbides suivants : Peau chaude, pouls fréquent, 110, peu développé ; toux vive et sèche ; douleur au côté gauche de la poitrine, sous l'aisselle, augmentant par la toux et les grandes inspirations ; dyspnée. Percussion : au côté gauche, matité circonscrite au creux axillaire et à l'angle inférieur de l'omoplate ; à droite, matité légère depuis le septième espace intercostal jusqu'à la base de la poitrine. Auscultation : au côté gauche, râle sous-crépitant au niveau du mamelon, crépitant sous l'aisselle, râle sibilant en arrière; à droite, râle crépitant aux septième et huitième espaces intercostaux et au niveau de l'angle inférieur de l'omoplate; point d'égophonie, langue naturelle, inappétence, abdomen indolent; point de selles. (Saignée du bras — caillot consistant, couenne épaisse et dense; — trois ventouses au côté droit du thorax.)

Soir. Pouls à 100, peu développé; la douleur du côté gauche de la poitrine se continue jusqu'à l'épaule du même côté; toux, expectoration non sanglante, mais respiration gênée.

7. Pouls à 100, peu développé; depuis hier soir, crachats visqueux, contenant des stries de sang; dyspnée. Percussion : au côté droit, matité depuis le sixième espace intercostal jusqu'en bas et en arrière; à gauche, matité au niveau de l'aisselle et à l'angle inférieur de l'omoplate. Auscultation : au côté droit, respiration normale à la partie antérieure et supérieure; râle muqueux à l'inspiration, sous l'aisselle et en arrière; râle sibilant à l'expiration à gauche ; râle sibilant constant au sommet pendant l'expiration, avec râle muqueux à bulles fines pendant l'inspiration; râle crépitant près du mamelon et à l'aisselle pendant l'inspiration; respiration fort obscure en arrière; aucun retentissement anormal de la voix sur les côtés de la poitrine; langue blanche, anorexie, ventre indolent, selles rares. (Potion avec tartre stibié, 0,30; extrait thébaïque, 0,05.)

Soir. Pouls à 96, peu développé; pommette gauche colorée; toux, crachats visqueux, gélatiniformes, imprégnés d'une certaine quantité de sang, quelques-uns même ont une légère teinte foncée; respiration toujours gênée; trois selles liquides.

8. Pouls à 100 pulsations; toux, crachats visqueux, demi-transparents, sanglants, respiration moins gênée. La percussion donne moins de matité à la base de la poitrine; le bruit respiratoire commence à mieux se distinguer inférieurement; les râles muqueux sont moins forts; langue jaunâtre, ventre indolent, deux selles liquides. (Potion avec tartre stibié, 0,30; extrait thébaïque, 0,05.)

Soir. Pouls à 80-84, respiration non gênée, peu de toux, crachats aqueux, muqueux, verdâtres: point de douleur dans la poitrine; la percussion donne moins de matité à la base de la poitrine; l'auscultation ne fait plus entendre que quelques râles sibilants légers, et seulement en arrière un faible râle sous-crépitant; langue jaune, ventre indolent, deux selles liquides.

9. Pouls presque normal, 64-68; respiration calme, peu de toux, crachats aqueux et blanchâtres; point de dyspnée. (Looch avec oxide blanc d'antimoine, 2,0.)

10. Amélioration notable, pouls tout à fait normal, crachats muqueux, peu de toux. Pendant quelques jours l'affection a été réduite à une bronchite simple, et, le 18 du même mois, tous les phénomènes dénotant une phlegmasie pulmonaire avaient disparu.

La tolérance n'a été qu'incomplète; néanmoins, la résolution s'est opérée assez rapidement. On n'a fait qu'une saignée; le malade paraissait débilité; son pouls n'avait été ni dur, ni plein, et, après l'émission sanguine, il ne s'était pas relevé. L'émétique trouverait-il, dans cet état voisin de la faiblesse, une circonstance favorable à son emploi? C'est le contraire que supposent les partisans du contro-stimulisme.

16ᵉ OBSERVATION. — Borthyrie (Jean), âgé de vingt-deux ans, terrassier, est d'une constitution moyenne, d'un tempérament sanguin, nerveux. Il a été sujet aux fièvres intermittentes, et a pris fréquemment du sulfate de quinine.

Dans le courant de décembre 1845, il fit une chute sur le côté droit de la poitrine. La partie frappée n'eut ni ecchymose, ni plaie; mais, au bout de quelques jours, il s'y manifesta une douleur vive qui gêna fortement les mouvements de la respiration; puis, il survint de la toux, de la dyspnée et de la fièvre.

Le 24 décembre 1845, lors de l'entrée du malade à l'hôpital, voici les phénomènes observés : dyspnée très-grande, 44 à 45 inspirations par minute; pouls à 96-100 pulsations; parole entrecoupée par la toux, qui est intense et sèche; décubitus constant sur le côté gauche; il est très-pénible à droite. L'examen attentif de ce côté de la poitrine ne démontre aucune lésion des parois, aucune fracture des côtes. Percussion : matité douloureuse et en même temps complète dans tout le côté droit de la poitrine, depuis le sommet du poumon jusqu'à la base. Auscultation : la respiration s'entend au sommet du poumon droit; elle est faible au niveau du mamelon, nulle plus inférieurement; à la base, absence de râles; à l'angle inférieur de l'omoplate, retentissement égophonique; au côté gauche de la poitrine, rien de spécial sous le rapport de la percussion et de l'auscultation. Langue blanche, un peu rouge à la pointe; inappétence, ventre indolent, constipation. (Saignée du bras de 300 grammes — caillot consistant, dense, couenne épaisse, jaunâtre; — trois ventouses scarifiées au côté droit du thorax; infusion de violettes gommée, sinapismes aux pieds.)

Soir. Dyspnée toujours aussi considérable; pouls ayant la même fréquence, moins développé que ce matin; toux sèche; absence toujours complète du bruit respiratoire à la base du poumon droit; égophonie en arrière; respiration bronchique dans tout le côté gauche de la poitrine. (Deuxième saignée du bras de 300 grammes — caillot très-consistant, couenne très-épaisse, dense, jaunâtre.)

25. Pouls à 92, plus déprimé; 40 inspirations; toux fréquente, crachats rares, visqueux, épais, glutineux, contenant des stries notables de sang; décubitus toujours préféré à droite; matité dans tout le côté droit et à la base principalement; murmure respiratoire rude, exagéré au sommet du poumon droit, non distinct inférieurement, et remplacé toujours en arrière par de l'égophonie; à gauche, sonorité générale, expansion normale du murmure vésiculaire; langue naturelle, ventre indolent, selles rares. (Potion avec tartre stibié, 0,50; sirop de morphine, 20,0.)

Soir. Pouls à 100 pulsations, facilement dépressible; respiration gênée, 44 à 48 inspirations par minute, chaleur et sécheresse de la peau; toux et expectoration comme le matin; aucune modification dans les résultats de la percussion et de l'auscultation. Sous l'influence de la potion, il y a eu déjà deux vomissements de liquides clairs, jaunâtres, et une selle liquide.

26. Le pouls conserve toujours la même fréquence; il y a la même dyspnée, 42 à 44 inspirations; la toux et les crachats ne sont pas modifiés; matité dans le côté droit de la poitrine et principalement à la base; respiration sèche, râpeuse au sommet du poumon droit, incomplète au niveau du mamelon, nulle inférieurement; en arrière, vers la partie moyenne, râles sous-crépitants; dans le côté gauche, respiration pure et sonorité normale. (Potion avec tartre stibié, 0,50; sirop de morphine, 20,0.)

27. Pas de vomissements, mais deux selles; ventre indolent, langue blanche, inappétence; pouls encore fréquent, 96-100, dépressible; respiration moins gênée, 32 inspirations; matité moins absolue dans le côté droit; le bruit respiratoire, dans les grandes inspirations, commence à être perçu au niveau du mamelon, et en arrière vers la partie moyenne; mais à la base, on ne distingue aucun souffle; toux; les crachats ne contiennent plus de sang; ils sont moins visqueux, plus épais, et tendent à prendre la coloration jaune verdâtre. (Potion avec tartre stibié, 0,40; extrait thébaïque, 0,05.)

28. Pouls régulier, modérément développé, à 80; trois selles cette nuit, sans vomissements; toux rare, crachats verdâtres; point d'oppression; l'étendue de la matité a beaucoup diminué; elle n'existe que tout à fait à la base du poumon droit; la respiration est aussi beaucoup plus nette, plus pure dans tout ce côté droit, même sous le mamelon. A la base, on trouve quelques râles sous-crépitants légers; en arrière, ces mêmes râles s'observent plus humides et plus nombreux. (Potion avec tartre stibié, 0,30; extrait thébaïque, 0,05.)

Soir. Pouls à 80-86; deux selles liquides.

29. Amélioration notable; pouls à 70-76, régulier, assez large; toux rare, crachats d'un jaune verdâtre; respiration calme; la matité diminue d'étendue d'une manière notable dans tout le côté droit; l'expansion vésiculaire y devient plus distincte. (Tisane pectorale, looch calmant, lait.)

Ce malade, pendant la journée, quitte l'hôpital, malgré les observations qu'on lui fait.

Le 4 janvier, il revient, et on constate que les phénomènes morbides dus à la phlegmasie pulmonaire sont dans une décroissance très-prononcée ; la toux est presque nulle, les crachats sont épais, verdâtres ; on trouve encore, cependant, de la matité à la base du poumon droit, et la respiration y est un peu embarrassée. Un large vésicatoire, placé sur ce côté, a détruit les restes de cette inflammation, et, le 20 du même mois, la guérison est définitive.

Il s'agit ici d'une pneumonie traumatique. Il est très-remarquable que les parois thoraciques n'ont présenté aucune trace de lésion, et que tout l'effort de la percussion a uniquement porté sur le poumon droit. Il n'est pas moins digne d'attention que le foie, organe bien plus apte à recevoir les effets d'une contusion ou d'une commotion, n'a nullement paru s'affecter. Quoi qu'il en soit, les saignées et l'émétique à haute dose ont fait graduellement disparaître les phénomènes généraux et locaux. Ceux-ci, toutefois, ont été les plus opiniâtres : ils n'ont cédé complétement qu'à un large vésicatoire.

17º OBSERVATION. — Sidorte (François), âgé de vingt-quatre ans, d'une constitution assez forte, d'un tempérament sanguin, a eu déjà trois pneumonies qui ont toujours occupé le côté gauche : la première remonte à huit ans, la deuxième date de quatre ans, enfin, la troisième eut lieu en 1843. Chaque fois, il fallut faire plusieurs saignées du bras, des applications de ventouses scarifiées.

Le 29 janvier 1846, après un refroidissement, Sidorte fut pris d'un frisson violent, mais qui ne dura que quelques minutes, et qui fut suivi de chaleur et de sueur. Il éprouva plus tard une vive douleur au côté gauche de la poitrine, de la toux ; l'expectoration fut de suite sanglante.

Le 30 janvier 1846, jour de son entrée à l'hôpital, ce malade offrait l'état suivant : peau chaude, face colorée, pouls fréquent, à 96-100, plein, développé, dur; toux peu fréquente, expectoration de crachats muqueux, peu épais, visqueux, imprégnés de sang; douleur assez vive à la base et au côté gauche du thorax; dyspnée; percussion en général sonore à la partie antérieure des deux côtés, depuis le sommet jusqu'à l'aisselle; matité circonscrite au-dessous de chaque angle inférieur de l'omoplate. Auscultation : au côté droit, respiration incomplète au sommet à l'expiration; très-obscure à la partie postérieure, notamment à la fosse sous-épineuse; bruit respiratoire rude au niveau du mamelon; point de râles. Côté gauche : légère crépitation à la fosse sous-épineuse, plus distincte au-dessous de l'angle inférieur de l'omoplate; battements du cœur réguliers, peu étendus; langue blanche, inappétence, soif vive, bouche amère et pâteuse; ni nausées, ni vomissements; abdomen souple, sensible à la pression vers l'ombilic; constipation. (Saignée du bras — caillot consistant, couenne épaisse, dense, jaune; — trois ventouses scarifiées au côté gauche du thorax; guimauve.)

31. Pouls encore à 100; dyspnée; crachats imprégnés d'une quantité de sang assez considérable; percussion en général sonore en avant; matité en bas et en arrière; respiration obscure à gauche, au-dessous de l'aisselle, vers le huitième espace intercostal; encore très-faible à droite, sous l'aisselle. (Vésicatoires aux jambes; — potion avec oxide d'antimoine, 2,0; — quatre ventouses scarifiées au côté gauche du thorax.)

1er février. Face colorée, pouls à 100; toux, crachats visqueux, sanguinolents; dyspnée; matité très-prononcée à la base, de chaque côté et surtout près l'angle inférieur de l'omoplate; respiration obscure des deux côtés, sans râles, sans égophonie; langue blanche, inappétence, peu de soif; ventre indolent, souple; constipation. (Saignée du bras — caillot consistant, couenne molle, mais épaisse; — potion avec tartre stibié, 0,30; extrait thébaïque, 0,05.)

Soir. Pouls moins développé depuis la saignée, mais toujours à 96-100 pulsations; moins de dyspnée; crachats rouillés, peu épais, visqueux et demi-transparents; il y a eu deux selles liquides.

2. Le pouls est à 96 pulsations, dépressible; toux, expectoration toujours imprégnée de sang; dyspnée moindre; matité en arrière de la poitrine, mais surtout à gauche; bruit respiratoire presque nul de ce côté; mais, dans les grandes inspirations, on distingue parfois un rhuncus, un gros râle sibilant. (Potion avec tartre stibié, 0,30; extrait thébaïque, 0,03.)

Soir. Chaleur de la peau, pouls à 96; vomissements bilieux, jaunes verdâtres; dyspnée nulle; crachats encore visqueux, moins sanguinolents.

3. Évacuations copieuses cette nuit; pouls à 94 pulsations: langue blanche, ventre un peu douloureux à l'épigastre, anorexie, soif, douleur vague dans le côté gauche de la poitrine, toux rare, crachats faiblement striés de sang; percussion sonore en avant et sur les côtés, matité plus circonscrite, moins étendue à la base; bruit respiratoire naturel au devant de la poitrine; mais, en arrière, s'accompagnant de râles muqueux et sibilants; bronchophonie éclatante le long de la colonne vertébrale. (Potion avec tartre stibié, 0,30; extrait thébaïque, 0,03.)

Soir. Pouls à 80, peau d'une température presque naturelle; expectoration seulement visqueuse, fort peu sanglante; respiration calme; ni nausées, ni vomissements, ni selles.

4. Pouls calme, respiration douce et non accélérée; toux rare, crachats muqueux, verdâtres, peu abondants; percussion en général sonore partout; la matité se limite beaucoup en arrière; le bruit respiratoire se distingue plus pur et plus net que précédemment; les gros râles sibilants ont diminué. Le tartre stibié est cessé, on prescrit quelques loochs calmants. Les phénomènes morbides du côté du thorax décroissent sensiblement chaque jour. La convalescence a été troublée par quelques accès de fièvre sans type déterminé, à périodes irrégulières. Ces accès ont disparu sans le sulfate de quinine. Le malade a quitté l'hôpital le 28; il était complétement guéri.

La tolérance a été imparfaite chez ce malade. Des selles,

puis des vommissements, ont eu lieu. L'amélioration ne s'en est pas moins opérée, et déjà le mieux était prononcé lorsque la tolérance s'est établie ; mais le tartre stibié avait rempli sa tâche, et on a pu en suspendre l'emploi.

18ᵉ OBSERVATION. — Marie Dufais, âgée de vingt-trois ans, domestique, bien constituée, régulièrement menstruée, d'un tempérament lymphatico-sauguin et nerveux, fut occupée pendant tout un jour à laver un appartement assez considérable. Le soir, ayant chaud, elle s'exposa à un air froid, et resta quelque temps sur un carreau humide : c'était au commencement de juin 1846. Il survint bientôt une bronchite d'apparence simple et non fébrile. Marie continuait à travailler, lorsque, le 17 juin, elle fut prise d'un frisson violent : ce frisson était l'avant-coureur de phénomènes plus graves. Il y eut aussitôt une fièvre très-intense, des douleurs lombaires, de la céphalalgie, une toux très-vive et de la dyspnée.

Le 21 juin, lors de la première visite à l'hôpital, on remarqua les symptômes suivants : face colorée, peau ardente, pouls à 132 pulsations, petit et serré; agitation très-grande, anxiété, toux continue, expectoration de crachats rares, visqueux, demi-transparents, contenant du sang; respiration gênée, 48 inspirations par minute; la percussion semble sonore, mais elle est presque impraticable, parce qu'elle provoque une douleur très-vive des deux côtés. Auscultation : respiration distincte à peu près par tout le thorax, mais plus faible à la base, avec râle crépitant surtout à droite ; battements du cœur étendus, précipités, tumultueux ; langue blanche, épigastre douloureux à la pression; selles naturelles. (Saignée du bras — caillot consistant, couenne épaisse, dense; — infusion de guimauve; — looch blanc avec oxide d'antimoine, 2,0; — quatre ventouses scarifiées au côté droit de la poitrine.)

Soir. Face moins colorée, pouls plus développé, à 128; 44 inspirations: percussion en général douloureuse, donnant de la matité à la base de la poitrine, de chaque côté; toux et crachats comme le matin. (Saignée du bras de 300 — caillot consistant, couenne épaisse de 27 millimètres, dense, jaune rougeâtre.)

22. Pouls à 128, respiration moins gênée, 28 inspirations; matité des deux côtés de la base de la poitrine; râles sibilants moins nombreux et moins forts; toux, crachats visqueux et sanglants. (Vésicatoires aux cuisses; — looch avec oxide blanc d'antimoine, 3.)

Soir. Pouls à 120; 40 inspirations, pas de coloration anormale de la face; crachats plus abondants, avec des stries de sang; sensation de poids dans la poitrine.

23. Pouls petit, fréquent à 110; 36 à 40 inspirations par minute; toux, crachats rares, mais d'un brun foncé, couleur jus de pruneaux, formant sur le linge une tache à bords plus foncés que vers le centre. La percussion fournit la même matité à la base. La respiration est très-obscure de chaque côté de la poitrine; les râles sibilants, distincts jusqu'à ce jour, sont moins évidents, moins nombreux; langue jaunâtre, inappétence, amertume et sécheresse de la bouche; ventre indolent, constipation. (Potion avec tartre stibié, 0,40; extrait thébaïque, 0,05; — tisane pectorale, lait.)

Soir. Les crachats paraissent légèrement modifiés; ils sont moins brunâtres; la dyspnée persiste, il y a toujours 36 inspirations; le pouls donne 128 pulsations; point de vomissements, mais deux selles liquides.

24. Pouls encore fréquent à 116-120, peu développé; pommettes colorées, respiration moins gênée; toux, crachats nombreux, les uns encore teints de sang; les autres, au contraire, aqueux, légèrement jaunâtres, Percussion peu sonore à la base de la poitrine et de chaque côté; ventre indolent, doux évacuations alvines; point de vomissements. (Potion tartre stibié, 0,40; extrait thébaïque, 0,06; lait.)

Soir. Ni nausées, ni vomissements, ni selles; chaleur modérée de la peau, pouls à 112-116; respiration moins accélérée, 24-28 inspirations par minute.

25. Tolérance complète de la potion; pouls encore à 112, mais plus dur, plus élevé; modification notable des crachats, qui

sont devenus plus aqueux, muqueux, d'un jaune verdâtre; toux plus rare. (Potion avec tartre stibié, 0,40; extrait thébaïque, 0,05.)

Soir. Pouls moins fréquent, à 104-108 pulsations; 28 inspirations; toux, crachats ne contenant presque plus de sang, la plupart écumeux, remplis de bulles d'air, visqueux, d'un aspect blanchâtre.

26. Tolérance complète de la potion stibiée; pouls à 100; respiration calme; toux, crachats aqueux et blanchâtres; percussion plus sonore et respiration plus sensible à la base de la poitrine; ventre indolent.

Depuis ce moment, les phénomènes thoraciques ont diminué d'une manière progressive; l'expectoration a présenté les caractères que l'on observe dans la bronchite; mais le pouls a conservé la fréquence, alors que l'auscultation et la percussion démontraient, d'une manière évidente, une décroissance à peu près complète dans l'intensité des symptômes thoraciques. Le pouls donnait toujours 100-104 pulsations par minute. La digitale donnée en poudre, à la dose de 5 à 10 centigrammes, a ralenti les pulsations, et les a ramenées au chiffre normal.

Le 22 juillet, Marie Dufais sort de l'hopital guérie.

On a vu ici une pneumonie intense et double; elle a exigé un traitement énergique. Les phénomènes locaux ont cédé les premiers. La fréquence du pouls a persisté; elle a même réclamé l'usage de la digitale. On n'a point observé d'effet sédatif, spécial, sur la circulation de la part du tartre stibié. Mais l'action de ce médicament sur la nature de l'expectoration, la toux, la dyspnée, a été très-marquée. Il agit donc plus sur l'organe enflammé que sur l'ensemble de l'économie, c'est-à-dire sur la diathèse.

19ᵉ OBSERVATION. — Jean Briau, âgé de quarante-six ans, charretier, d'une constitution assez forte, d'un tempérament lymphatique, a eu fréquemment des fièvres intermittentes qui ont nécessité l'emploi du sulfate de quinine. Quatre mois avant la maladie actuelle, il a eu aussi une pleurésie du côté droit, qui a été traitée avec énergie par les saignées générales et locales.

Le 20 mars 1847, il vient à l'hôpital, et raconte qu'il y a trois jours, à la suite d'un refroidissement, il a été pris brusquement, sans frisson initial, d'une douleur très-vive au côté droit de la poitrine, douleur fixe et qui gênait beaucoup les mouvements de la respiration; en même temps il est survenu de la fièvre, de la toux et une expectoration sanglante.

Le 20 mars 1847, on observe : teinte un peu jaune de la peau, surtout à la face et aux sclérotiques; coloration rouge, livide, des pommettes; pouls plein, dur, développé, donnant 100 battements par minute; toux peu fréquente, crachats rares, épais, visqueux, demi-transparents, contenant une quantité notable de sang; peu de dyspnée; thorax en général peu sonore; matité plus étendue, plus prononcée au côté droit, sous l'aisselle et en arrière; au côté gauche, son également mat; à droite, râles sibilants depuis le sommet de la poitrine jusqu'au niveau du mamelon; puis, mélange de râles sibilants et crépitants sous le mamelon et à l'aisselle; en arrière, absence du bruit respiratoire; au niveau de l'angle inférieur de l'omoplate, égophonie prononcée; à gauche, respiration normale en avant et en haut, faible sous l'aisselle, avec râle sibilant en arrière; battements du cœur réguliers; langue un peu rouge, ventre indolent, souple; une seule selle. (Saignée du bras — caillot assez consistant, recouvert d'une couenne épaisse, mais molle; — deux ventouses scarifiées au côté droit de la poitrine.)

21. Pouls toujours à 96-100; toux, crachats parfaitement sanglants; râle crépitant manifeste au côté droit du thorax. (Potion avec oxide d'antimoine, 2,0; extrait thébaïque, 0,05; — Trois ventouses scarifiées au côté droit.)

22. Pouls toujours à 96, petit, 36 inspirations; toux, crachats épais, imprégnés d'une certaine quantité de sang; point de douleur aux côtés de la poitrine, mais matité toujours fort grande à droite, avec râle crépitant en avant; teinte jaunâtre de la peau, langue blanche, ventre entièrement indolent, souple, une

seule évacuation consistante; affaiblissement, prostration très-grande, tendance à l'adynamie. (Potion avec tartre stibié, 0,40. extrait thébaïque, 0,04.)

Soir. Pouls au même degré; point de vomissements, trois selles liquides et abondantes; toux rare, crachats sanguinolents; point de douleur au ventre.

23. Décubitus sur le côté droit, teinte jaune de la peau plus manifeste; pouls à 100 pulsations, moins développé; point de vomissements, mais cinq selles liquides; ventre un peu tendu, indolent; langue blanche, rouge sur les bords; matité toujours fort prononcée dans le côté droit de la poitrine; absence du bruit respiratoire à la base et en arrière; râle crépitant lié à l'inspiration; peu de toux, crachats plus rares, mais sanguinolents. (Potion avec tartre stibié, 0,40; extrait thébaïque, 0,04.)

Soir. Le pouls conserve la même fréquence; il est seulement plus mou, plus dépressible; depuis ce matin, trois selles liquides et abondantes; toux plus rare: depuis la visite, il n'y a eu qu'un seul crachat épais, visqueux, adhérent au linge et d'une couleur jus de pruneaux.

24. La couleur jaune de la peau a disparu; elle est remplacée par une teinte comme terreuse; il y a un anéantissement profond, une prostration très-grande, sans stupeur; insomnie toute la nuit dernière; diarrhée très-abondante, jaunâtre; point de vomissements; ventre tendu, partout développé, météorisé, surtout à l'épigastre et sur les côtés de l'ombilic, sensible en ce dernier point; soif vive, amertume et sécheresse de la bouche, langue très-sèche, sans rougeur vive des bords, mais avec un enduit blanchâtre au centre; toux peu fréquente, crachats rares, épais, visqueux, brunâtres, moins foncés qu'hier, peu de dyspnée; néanmoins, la matité est encore fort grande, à partir du mamelon droit jusqu'à la base et en arrière; en avant, la respiration est plus distincte; les bulles de râle crépitant sont plus isolées, moins nombreuses; en arrière, et sous l'aisselle, on commence à percevoir quelque peu le murmure respiratoire; à gauche, rien d'anormal; pouls moins développé, plus fréquent; il est

à 120 pulsations. (Vésicatoires aux jambes; — potion avec tartre stibié, 0,30; extrait thébaïque, 0,06.)

25. Pouls encore à 110-120; deux selles liquides, ventre moins tendu, moins développé; langue rouge, mais humide; toux rare, les crachats sont moins visqueux; ils deviennent plus épais, prennent une teinte jaune verdâtre depuis ce matin; moiteur; moins de matité à droite, respiration plus sensible dans tout ce côté. (Tisane de riz gommée; — potion avec extrait thébaïque, 0,05.)

26. Pouls large, à 96 pulsations; point de selles; toux rare, crachats verdâtres, peu épais, non sanglants; point de dyspnée; diminution notable de la matité dans le côté droit, respiration plus perceptible, léger râle sous-crépitant à la base. (Orge gommé, looch simple.)

Depuis ce moment, le pouls est devenu plus calme, la toux a presque cessé, les crachats ont offert beaucoup d'analogie avec ceux d'une bronchite; les phénomènes morbides relatifs à la percussion et à l'auscultation ont successivement disparu; et, le 6 avril, quand Briau a quitté l'hôpital, il a été facile d'acquérir la certitude que la résolution de la pneumonie était complète.

Chez ce malade, on a pu, dans le principe, supposer une hypersécrétion bilieuse. La pneumonie siégeait à droite, et le foie paraissait bien être activé dans ses fonctions par l'irritation émanée du voisinage. Le tartre stibié a provoqué des selles abondantes et un certain degré d'excitation dans l'abdomen. Le foie ne s'en est pas mal trouvé. La pneumonie en a ressenti une heureuse influence. C'est bien évidemment comme révulsif que le tartre stibié a agi dans ce cas.

20e OBSERVATION. — Ségalas (Jean), âgé de cinquante-deux ans, cordonnier, est doué d'une bonne constitution, d'un tempérament lymphatico-sanguin. Depuis un an, il est sujet à une bronchite peu intense et qui ne l'empêche pas de travailler.

Le 2 décembre 1848, Ségalas s'expose à un courant d'air, venant de fatiguer et ayant le corps couvert de sueur. Le soir même, il est pris d'un accès de fièvre; en même temps il éprouve une douleur au côté droit de la poitrine, qui gêne la respiration. Après la sueur, la fièvre ne disparaît pas entièrement; elle était moins forte : c'était une simple rémission.

Le lendemain, 3, recrudescence caractérisée par le frisson et la chaleur; alors, la douleur devient continue, occupant tout le côté droit de la poitrine : il y a de la toux et de la dyspnée.

État du malade lors de son entrée à l'hôpital, le 4 décembre 1849 : insomnie, agitation, chaleur de la peau, pouls à 80, régulier, mais plein et développé; point de coloration de la face; toux fréquente, crachats visqueux, jaunâtres, quelques-uns demi-transparents, glutineux, imprégnés d'une certaine quantité de sang; douleur très-vive au côté droit de la poitrine, en arrière, sous l'aisselle, jusqu'à la base. Percussion sonore au côté droit jusqu'au sixième espace intercostal inclusivement; matité prononcée dans tout le reste de la poitrine, sous l'aisselle et en arrière; sonorité à gauche. Auscultation : respiration bronchique bruyante à la partie antérieure et supérieure de chaque côté; au sommet du poumon droit, râles muqueux à grosses bulles, non continus; au niveau du mamelon, râle crépitant plus prononcé sous l'aisselle et surtout en arrière; légère égophonie près de l'angle inférieur de l'omoplate; à gauche, en arrière, râles sous-crépitants et muqueux; battements du cœur étendus, sonores, réguliers, sans bruits spéciaux; langue blanchâtre, un peu rouge à la pointe et sur les bords; inappétence, amertume et sécheresse de la bouche; abdomen indolent, selles naturelles. (Saignée du bras — caillot consistant, couenne épaisse et dense; — quatre ventouses scarifiées au côté droit de la poitrine; tisane de guimauve, sinapismes.)

Soir. Pouls à 80, moins développé, chaleur de la peau; crachats visqueux, épais, sanguinolents, contenant quelques bulles d'air.

5. Pouls plein, dur, à 88; toux, crachats sanglants; moins de dyspnée; douleur moins vive au côté droit de la poitrine, matité

à la base de ce côté, râle crépitant toujours évident en ce point. (Saignée du bras — caillot consistant, recouvert d'une couenne très-épaisse et très-dense; — vésicatoires aux cuisses; tisane de guimauve.)

Soir. Pouls à 80, plus dur; pommettes colorées; crachats plus visqueux, plus sanguinolents que ce matin; douleur au côté droit de la poitrine.

6. Pouls moins plein, 84; dyspnée; douleur à la base du poumon droit, augmentée par la toux et les mouvements prolongés d'inspiration; matité à la partie inférieure du poumon droit, avec râle crépitant aussi manifeste au niveau du mamelon; bruit respiratoire affaibli à la base, exagéré au sommet; retentissement égophonique moins prononcé que les jours précédents à l'angle inférieur de l'omoplate; à gauche, quelques légers râles sibilants à la base; langue couverte d'un enduit jaunâtre, anorexie; ventre indolent, selles rares. (Potion avec tartre stibié, 0,30; laudanum, 10 gouttes.)

Soir. Pas de vomissements, mais évacuations alvines assez abondantes; pouls 76; toux, crachats imprégnés de sang, visqueux.

7. Deux selles liquides cette nuit; point de douleur au ventre, point de dyspnée, peu de toux, crachats moins sanglants, moins nombreux; moins de douleur au côté droit de la poitrine; la matité semble avoir diminué; le râle crépitant n'est plus aussi distinct au niveau du mamelon; pouls à 64-68 pulsations. (Potion avec tartre stibié, 0,30; laudanum, 15 gouttes.)

Soir. Pouls à 60; crachats abondants, épais, visqueux, sanglants, couleur sucre d'orge; ni vomissements, ni selles.

8. Pouls calme, 56-60; crachats encore sanglants, peu de toux, peu de dyspnée; le râle crépitant qui existait vers la partie moyenne du poumon droit a disparu; il est remplacé par un râle sibilant léger; l'égophonie n'existe plus en arrière; à gauche, la respiration est pure; la langue est blanche, le ventre indolent, les selles naturelles. (Potion avec tartre stibié, 0,20; laudanum, 8 gouttes.)

Soir. Tolérance complète, pouls à 90; crachats rares, non sanglants; respiration calme, peu de toux.

9. Pouls calme, régulier; toux rare, crachats aqueux et blanchâtres; point d'oppression, point de douleur au côté droit de la poitrine, même lors d'une forte inspiration; cependant, il reste toujours une certaine matité, et le bruit respiratoire y est incomplet. Un vésicatoire est placé sur ce point, au-dessous du mamelon. Le tartre stibié est abandonné au bout de quelques jours. La matité a disparu totalement, et le bruit respiratoire s'entend partout. A la fin du mois, la guérison était définitive.

Le pouls, chez ce malade, n'a jamais été très-fréquent; il a été promptement ramené au type normal. L'effet hyposthénisant du tartre stibié pourrait ici être facilement admis. Cependant, n'oublions pas que la tolérance n'a point eu lieu dans le principe, et qu'un effet révulsif pourrait être raisonnablement supposé. Ajoutons que les symptômes locaux ont diminué concurremment avec les phénomènes généraux; du reste, la résolution de la phlegmasie a été assez prompte.

21ᵉ OBSERVATION.— André Ségur, âgé de 29 ans, boulanger, est d'une forte constitution, d'un tempérament lymphaticosanguin. Il n'a jamais été malade.

Le 25 septembre 1849, à la suite d'un refroidissement, Ségur eut un frisson qui dura près de quatre heures : ce frisson fut suivi de chaleur et de sueur. Depuis lors, la fièvre devint continue, et il se manifesta de la toux avec une expectoration sanglante, de la dyspnée, et une douleur aiguë au côté droit de la poitrine.

Le 1ᵉʳ octobre 1849, quand ce malade vint à l'hôpital, voici l'état dans lequel il se trouvait : face colorée vers les pommettes, pouls à 120, plein et dur, céphalalgie intense, vertiges; toux assez vive, crachats visqueux, demi-transparents, imprégnés d'une quantité notable de sang; forte dyspnée, 42 inspirations par minute; douleur continue au côté droit de la poitrine, surtout à la base; percussion sonore dans tout le côté gauche ; donnant une matité presque absolue à la base, au côté droit, à partir du mamelon ; supérieurement, le bruit est plus clair. A l'auscultation, le bruit respiratoire se distingue bien au sommet du poumon droit ; il y est même exagéré, bronchique ; mais au point indiqué comme mat, c'est-à-dire vis-à-vis le mamelon, un râle crépitant est très distinct ; et, plus inférieurement, la respiration n'est plus entendue, ainsi qu'en arrière ; on ne trouve pas d'égophonie. A gauche, la respiration est légèrement embarrassée, mêlée de râles sibilants ; la langue est blanche, le ventre indolent, les selles sont naturelles. (Infusion de violettes ; sinapismes aux pieds ; saignée du bras — caillot consistant, couenne épaisse, dense.)

2. Pouls toujours fréquent, 124, aussi développé ; dyspnée toujours très-grande ; l'expectoration est encore sanglante, elle tend même à devenir brunâtre, un peu foncée ; la douleur du côté est plus intense ; les résultats de l'auscultation et de la percussion sont identiques à ceux fournis hier. (Saignée du bras — caillot consistant, couenne épaisse, dense. — Trois ventouses scarifiées au côté droit de la poitrine ; — looch avec oxide d'antimoine, 2,0.)

Soir. Aucune amélioration, même fréquence du pouls, même nature de l'expectoration.

3. 44 inspirations, pouls encore à 120, mais moins développé ; douleur obtuse du côté droit de la poitrine ; les crachats sont brunâtres ; ils forment sur le linge une tache dont les bords sont plus foncés que le centre ; la percussion fournit un son clair depuis le sommet de la poitrine jusqu'au niveau du mamelon. A ce point, on distingue encore un râle crépitant, très-manifeste inférieurement, en même temps qu'on trouve une matité très-grande. On ne perçoit à l'auscultation aucune trace du bruit respiratoire ; à gauche, il n'y a que des râles sibilants, et la sonorité est générale ; la langue est couverte, au centre, d'un enduit jaunâtre ; il y a de l'inappétence, peu de soif ; aucune douleur n'existe au ventre, les selles sont rares. (Potion avec tartre stibié, 0,30 ; extrait thébaïque, 0,05.)

Soir. Pouls à 120, moins plein ; vomissements, selles abondantes, liquides, jaunâtres ; ventre indolent.

4. Les vomissements et la diarrhée ont encore eu lieu cette nuit; le pouls donne 112-116 pulsations; l'expectoration est toujours brunâtre, foncée; l'oppression persiste, il y a 36 inspirations par minute; mais on dirait que la percussion donne un peu moins de matité à la base du poumon droit que précédemment, et on y entend un commencement de bruit respiratoire. Le râle crépitant a disparu; il est remplacé par un râle sous-crépitant à bulles assez fortes. (Potion avec tartre stibié, 0,30; extrait thébaïque, 0,05.)

Soir. Pouls à 90 pulsations; 30 inspirations par minute; tolérance parfaite de la potion stibiée.

5. Pouls à 70, régulier; les crachats ont perdu leur teinte brunâtre, ils sont plus visqueux, d'un rouge clair; la respiration est calme, la toux a diminué beaucoup d'intensité; les résultats donnés par l'auscultation et la percussion sont plus satisfaisants; le bruit respiratoire se fait entendre à la base du poumon droit, et la matité n'y est plus aussi forte. (Potion avec tartre stibié, 0,30; extrait thébaïque, 0,05; — vésicatoire au côté droit du thorax.)

Soir. Pouls à 68, pas de diarrhée, ni de vomissements. Dès le 6, l'amélioration, chez ce malade, est fort sensible; les crachats deviennent écumeux, blanchâtres; la toux perd son caractère aigu; le pouls tombe à 60, régulier; la respiration est calme.

Le 10, l'auscultation, pratiquée avec soin, prouve que le poumon droit est perméable dans toute son étendue, et, le 15, la guérison est considérée comme bien confirmée.

On ne peut contester ici l'influence réellement utile de la potion stibiée, qui, d'abord, a produit des vomissements, des évacuations alvines, et qui ensuite a été tolérée. Quelle qu'ait été sa manière d'agir, il y a eu une rapide diminution des phénomènes morbides, soit généraux, soit locaux.

22ᵉ OBSERVATION. — Louis Legal, âgé de trente-huit ans, marin, est doué d'une constitution robuste, d'un tempérament sanguin : il n'a jamais été malade.

Le 25 septembre 1849, à la suite d'une suppression brusque

de transpiration, il éprouva un frisson violent, auquel succéda de la chaleur. La fièvre devint alors continue, sans rémission appréciable; puis, il ressentit de la toux, une douleur vive au côté droit de la poitrine, de la gêne dans la respiration, de l'insomnie : les crachats furent, dès le début, teints de sang.

Le 1er octobre 1849, Legal vient à l'hôpital. On observe les phénomènes suivants : face colorée, pouls à 120-126, plein et dur; toux fréquente, pénible, crachats visqueux, demi-transparents, imprégnés d'une quantité notable de sang; dyspnée, 36 à 40 inspirations par minute; douleur à la base du thorax, du côté droit. Percussion sonore à gauche, mais offrant de la matité vers la base du poumon droit; râle crépitant manifeste dans cette dernière partie, souffle bronchique au sommet. Bruit respiratoire naturel à gauche. Battements du cœur réguliers, langue blanche, appétit, ventre insensible à la pression, selles naturelles. (Saignée du bras — caillot dense, consistant, couenne épaisse; — trois ventouses scarifiées au côté droit de la poitrine.)

Soir. Pouls à 126, fort développé; 44 inspirations; toux fréquente, pénible, crachats visqueux, sanglants. (Deuxième saignée du bras — caillot petit, retracté, à bords relevés, couenne très-épaisse, dense, couleur chamois.)

2. Pouls à 120; 40-44 inspirations; toux revenant par quintes, expectoration visqueuse, demi-transparente, imprégnée d'une quantité notable de sang; matité à la base du poumon droit, avec râle crépitant, souffle bronchique au sommet de ce poumon; à gauche, état normal du bruit respiratoire. (Troisième saignée du bras — caillot retracté, très-consistant, couenne épaisse, dense, jaunâtre; — quatre ventouses au côté droit de la poitrine; vésicatoires aux cuisses;— potion avec oxide blanc d'antimoine, 2,0.)

3. Pouls à 120, même nombre d'inspirations par minute; toux fort pénible, expectoration moins abondante, rouge brunâtre, formant sur le linge une tache à bords plus foncés que le centre; matité absolue du poumon droit, depuis le mamelon jusqu'à la base et surtout en arrière; le râle crépitant ne s'y distingue plus, on n'entend pas le bruit respiratoire; langue blanchâtre, inappétence, soif; ventre souple naturel, une seule évacuation alvine

consistante. (Potion avec tartre stibié, 0,30; extrait thébaïque, 0,05.)

Soir. Quatre évacuations alvines liquides, deux vomissements bilieux abondants; pouls à 108-110, moins développé; respiration encore gênée; même aspect des crachats, même intensité de la toux.

4. Une évacuation alvine liquide, pouls à 112, assez développé; toux intense, expectoration brunâtre, formant encore sur le linge la même tache foncée; matité à la base du poumon droit, avec absence du bruit respiratoire. (Potion avec tartre stibié, 0,30; extrait thébaïque, 0,05.)

Soir. Trois évacuations alvines, point de vomissements; pouls à 110-116, plein; moins de gêne de la respiration.

5. Peu de toux, crachats plus visqueux, peu sanglants; pouls à 100 pulsations, peu développé; 32 inspirations par minute; moins de matité à la base du poumon droit: le bruit respiratoire commence à s'y faire distinguer, mais il est encore obscur et profond; langue un peu rouge à la pointe, point de soif, appétit, ventre insensible à la pression, point de diarrhée. (Potion avec tartre stibié, 0,30; extrait thébaïque, 0,05.)

Soir. Tolérance parfaite, pouls à 100 pulsations par minute.

6. Amélioration notable, pouls à 78-84, modérément développé; peu de toux, crachats muqueux, jaunâtres; sommeil calme, respiration non gênée; moins de matité à droite, et le bruit respiratoire s'y fait entendre mieux qu'hier; battements du cœur réguliers. (Potion stibiée comme hier.)

Soir. Tolérance complète, pouls à 70.

Depuis ce moment, l'amélioration a marché rapidement : la toux a diminué sensiblement, l'expectoration a cessé; la percussion est sonore partout, même du côté droit; le murmure respiratoire est distinct dans toute la poitrine. Le 15, la guérison est bien constatée.

23 OBSERVATION. — Domenjat (Jean), âgé de vingt et un ans, terrassier, a toutes les apparences d'une bonne constitution. Il est d'une stature élevée, d'un tempérament lymphatico-san-

guin; il habite une chambre humide au rez-de-chaussée ; il couche avec neuf de ses camarades; il assure n'avoir jamais eu d'autre maladie que celle qui l'amène aujourd'hui à l'hôpital.

Le 9 novembre 1849, Domenjat est pris d'accès de fièvre qui se reproduisent les trois jours suivants. Ces accès ont les trois périodes de frisson, chaleur et sueur. En même temps, il y a une faiblesse profonde, une céphalalgie très-intense, de la douleur dans le ventre et une légère toux. Le 14 novembre, le malade se rend à l'hôpital et présente les phénomènes suivants :

Décubitus dorsal : prostration extrême des forces, pouls fréquent, petit, peu développé, à 100; air de stupeur, teinte un peu livide des pommettes, langue sèche, avec enduit jaunâtre au centre, rouge sur les bords et à la pointe; taches blanchâtres sur la muqueuse gingivale, analogues à celles que produirait le nitrate d'argent; inappétence, soif vive, ventre tendu, développé, météorisé vers l'ombilic, offrant du gargouillement à la fosse iliaque droite, douloureux, sensible à la pression à l'épigastre; deux selles liquides; peu de toux sèche, point de dyspnée; la percussion et l'auscultation ne fournissent aucun phénomène digne d'être noté. (Trois ventouses scarifiées à l'épigastre, tisane de riz.)

16. Le pouls est plus large, plus dur; il est toujours à 100 pulsations par minute. Il y a une prostration très-grande, de la stupeur, une chaleur âcre de la peau, une coloration assez vive des pommettes. La langue a un enduit jaunâtre, sec, à son milieu; elle est rouge sur les bords et à la pointe, la soif est intense; le ventre toujours tendu, météorisé, moins douloureux à l'épigastre, mais offrant encore un gargouillement très-prononcé à la fosse iliaque droite ; il y a eu deux selles diarrhéiques; la toux n'existe pas. (Une saignée du bras est pratiquée; le caillot résultant de cette saignée est mou, volumineux, recouvert d'une couenne mince et très-molle.)

Du 17 au 22, les phénomènes dénotant l'existence d'une entérite folliculeuse, se montrèrent plus évidents; l'affection suit sa marche ordinaire. (Le traitement consiste en tisanes amylacées, décoction blanche de Sydenham, et des vésicatoires volants sur le flanc droit.)

Je ne transcris point ici les notes de chaque jour, pour ne pas allonger inutilement le récit de ce fait. J'arrive de suite à la modification que je veux signaler.

Le 23, dyspnée; toux fréquente, petite, sèche; légère douleur à la base du côté gauche de la poitrine. En ce dernier point, matité prononcée et bruit respiratoire obscur : celui-ci était effacé en avant par un fort râle sous-crépitant; en arrière, au niveau de l'angle inférieur de l'omoplate, on entendait une véritable égophonie. (Deux ventouses scarifiées au côté gauche de la poitrine, et vésicatoires aux cuisses.)

L'état de la poitrine parut s'améliorer pendant quelques jours, sous l'influence de ce traitement. La toux était devenue plus rare, accompagnée d'une expectoration jaunâtre. Plus tard, l'adynamie paraissant imminente, on donna une infusion de quinquina.

Le 8 décembre, les phénomènes de la pleuro-pneumonie se montrèrent avec une nouvelle intensité. Il y eut une toux fréquente, accompagnée de quelques crachats visqueux, demi-transparents, imprégnés d'une certaine quantité de sang; dyspnée. Le thorax, à son sommet, présentait une sonorité assez grande; mais à la base, des deux côtés, existait une matité évidente. Au sommet de chaque poumon, il y avait du souffle bronchique; à la base, le bruit respiratoire était peu perceptible; à gauche, on distinguait un fort râle crépitant; en avant, au niveau du mamelon, et en arrière, une égophonie prononcée; à droite, il y avait du râle sous-crépitant. Le pouls était fréquent, peu développé, à 100-104 pulsations par minute. (Potion avec l'oxide blanc d'antimoine, 2,00; la teinture de digitale et le laudanum de Sydenham ãã 10 gouttes.)

Du 8 au 15, point de changement notable, si ce n'est une amélioration très-grande des symptômes abdominaux.

Le 16 décembre, on prescrivit une potion composée avec *tartre stibié*, 0,30; *laudanum de Sydenham*, 15 gouttes. Elle fut continuée de la sorte pendant six jours consécutifs.

Le premier jour, il y eut quelques vomissements et trois selles liquides; mais bientôt après les vomissements cessèrent, et il n'y eut que deux selles liquides chaque jour. Le quatrième jour, la tolérance était établie. Le pouls est toujours petit et donne de 100 à 108 pulsations; le ventre n'est le siége d'aucune douleur; il est insensible à la pression, non météorisé, fort souple; la toux a diminué, les crachats ne sont plus imprégnés de sang; ils sont devenus aqueux, muqueux et blanchâtres; la sonorité est toujours assez bonne au sommet de chaque poumon; à la base, il y a moins de matité. Sous les clavicules, il y a du souffle bronchique; à la base, les râles sibilant et sous-crépitant sont moins marqués. Le râle crépitant disparaît dans le côté gauche, ainsi que l'égophonie en arrière.

Dès le 24 décembre, le *tartre stibié* est donné à doses décroissantes, à 25, 20, 15 centigrammes. Les quatre jours suivants, l'amélioration s'était soutenue, elle a même augmenté sensiblement; la toux est presque nulle, l'expectoration rare, la gêne de la respiration n'existe plus; le pouls n'a diminué de fréquence que le dernier jour : il s'était toujours soutenu à 96-100 pulsations; le 26, il est tombé à 80.

Le 27, la potion est composée avec un décigramme de *tartre stibié;* le lendemain, avec 5 centigrammes; puis, son emploi est entièrement abandonné. Pendant ces deux jours, le pouls n'a donné que 64-68 pulsations, la toux a été presque nulle; quant aux phénomènes thoraciques, résultant de la percussion et de l'auscultation, il y avait aussi un amendement notable. Ainsi, même à la base de la poitrine, le bruit respiratoire était beaucoup plus distinct; d'un autre côté, il n'y avait pas de douleur au ventre, les selles étaient rares et consistantes, l'appétit rétabli.

Ce malade est resté jusqu'au 12 janvier dans le service; il était convalescent, mais faible; il lui a fallu un certain temps pour récupérer ses forces.

Ce fait est digne d'attention. Nous avons eu sous les yeux un cas de fièvre typhoïde grave, qui a été traitée avec succès, quoique par des moyens fort simples. Une pleuro-pneumonie d'abord peu intense, puis très-prononcée, s'est manifestée, lorsque l'entérite folliculeuse paraissait sur le point de se terminer. Cette phlegmasie nouvelle n'a pu être attaquée par les antiphlogistiques énergiques : l'état de faiblesse profonde du malade s'y opposait. Pendant quelques jours, des médicaments peu actifs ont été essayés sans succès : c'est alors que le tartre stibié a été hasardé. On pouvait craindre l'exaspération de la phlegmasie de l'intestin grêle ; mais, à la suite de quelques évacuations jugées inévitables, la tolérance s'est parfaitement établie. Un changement successif et extrêmement favorable s'est opéré dans l'état des poumons. Ce résultat est l'un des plus remarquables qu'on puisse obtenir, à cause de la contre-indication qui semblait devoir en interdire et la tentative et la probabilité.

§ II. ŒDÈME DE LA GLOTTE.

Le tartre stibié a été employé comme vomitif dans le traitement de l'œdème de la glotte [1] ; mais il ne paraît pas que l'on ait eu recours à ce médicament donné à haute dose. Le fait suivant prouve qu'il peut être de quelque utilité.

24ᵉ OBSERVATION.— Aucher (Jean), âgé de cinquante-sept ans, peintre-vitrier, d'une bonne constitution, d'un tempérament sanguin, fut obligé de faire à pied une route assez longue. Pendant ce voyage, qui dura près de trois semaines, il s'exposa fréquemment à la pluie, au froid humide du soir. Il ressentit des douleurs à l'épaule et à la cuisse droites; il en résultait une légère claudication : la fièvre n'avait pas eu lieu.

---

[1] Valleix, *Mémoires de l'Académie royale de médecine*, t. II, p. 178.

Le 14 novembre 1843, Aucher se présente à l'hôpital dans l'état que je viens de signaler : c'était un rhumatisme encore aigu, mais apyrétique, sans gonflement ni rougeur des parties affectées. Quelques frictions opiacées furent faites sur les points douloureux.

Ce malade était en voie d'amélioration, quand, le 21 novembre, probablement s'étant refroidi après un bain, il fut pris, au milieu de la nuit, d'une douleur violente au devant du cou, avec gêne extrême de la respiration. Le matin, le pouls était petit, fréquent, à 96 ; la face pâle ; il y avait une sensible altération des traits du visage ; la respiration était sifflante, l'inspiration difficile, gênée, longue, bruyante ; l'expiration était sonore, mais facile : il n'y avait ni toux, ni expectoration. L'examen attentif de l'arrière-bouche ne démontre aucune tuméfaction, ni même de rougeur de la luette et des amygdales ; la voix était fort rauque, faible ; la déglutition difficile : les liquides introduits dans la bouche revenaient par les fosses nasales. (Quinze sangsues au devant du cou, vésicatoires aux cuisses, sinapismes aux pieds ; — potion avec oxide blanc d'antimoine, 4,0.)

Soir. Pouls petit, faible, 100 ; moins de douleur au cou, mais encore gêne de la respiration ; inspiration difficile et sonore, peu de toux ; face pâle ; râles sibilants à l'auscultation dans toute la poitrine, qui offre une sonorité générale ; battements du cœur réguliers.

21. Pouls toujours petit et fréquent, voix affaiblie, inspiration bruyante et gênée, expiration assez facile ; point d'évacuation ; peu de toux sèche, déglutition gênée ; aucune rougeur dans la gorge. (Potion avec tartre stibié, 0,40 ; laudanum de Sydenham, 10 gouttes ; — vésicatoire entre les épaules.)

Soir. A deux reprises, vomissements d'un liquide bilieux verdâtre, amer ; trois selles liquides ; inspiration toujours bruyante et gênée ; pouls encore à 108-112.

22. Inspiration sifflante, mais respiration moins gênée ; crachats abondants, aqueux, blanchâtres, peu de toux ; râles sibilants moins nombreux ; pouls moins faible, moins fréquent, à 96 ; parole plus facile, moins entrecoupée. (Potion avec tartre stibié, 0,30 ; laudanum de Sydenham, 10 gouttes.)

Soir. Pouls à 90-76 pulsations, plus développé; deux vomissements bilieux verdâtres, deux évacuations alvines copieuses; inspiration moins sonore, peu de toux, crachats abondants et muqueux.

23. Pouls à 80; voix toujours rauque, inspiration sonore, expiration plus sifflante qu'à l'ordinaire; peu de toux, crachats épais, jaunâtres, assez abondants; face pâle, lèvres sèches, soif; ventre indolent; ni nausées, ni vomissements, ni selles. (Potion avec tartre stibié, 0,30; laudanum de Sydenham, 10 gouttes.)

Soir. Pouls à 80 pulsations, 24 inspirations, peu de gêne de la respiration.

Depuis ce moment, l'amélioration parut évidente, la gêne de la respiration diminua, l'inspiration ne fut plus aussi sonore. La guérison semblait prochaine; elle était seulement arrêtée par une douleur aiguë à l'épaule droite, quand, le 11 décembre, Aucher fut pris subitement dans la soirée d'une dyspnée très-grande et d'une douleur violente dans le côté droit de la poitrine.

Le 12 au matin, lors de la visite, le pouls donnait 110-120 pulsations; il était petit, peu développé; une douleur aiguë se faisait sentir dans toute la poitrine, mais principalement dans le côté droit; la gêne de la respiration était très-grande. La poitrine était sonore à gauche; mais à droite, elle offrait une matité presque absolue. En ce dernier point, la respiration n'était pas entendue, et il y avait un retentissement égophonique. Des vésicatoires furent mis aux cuisses; une potion avec l'oxide blanc d'antimoine fut administrée. Quelques jours après, la douleur persistait au côté droit de la poitrine; elle fut combattue par un large vésicatoire placé sur ce point. Les phénomènes qui avaient dénoté l'affection laryngée avaient complétement disparu.

Le 16, l'état du malade ne s'était point modifié, quand, tout à coup, à la suite d'une violente quinte de toux, il expectora subitement une grande quantité de crachats épais, verdâtres, un peu fétides: on eût dit qu'une caverne venait de s'ouvrir et de donner issue à cette matière purulente. Le décubitus avait lieu presque constamment du côté droit. Ce côté paraissait plus bombé que le gauche; il offrait toujours une matité complète, et le bruit respiratoire n'y était nullement entendu; l'expectoration était abondante, épaisse et purulente. Cet état se prolongea quelques jours, puis la maigreur fit des progrès, ainsi que la perte des forces. Une escarre considérable se forma au sacrum et au trochauter : la mort arriva le 4 janvier.

Nécropsie. — *Habitude extérieure* : rigidité cadavérique, point d'œdème des membres supérieurs ou inférieurs.

En examinant l'épaule droite, qui avait été le siége de douleurs, on trouve que la veine céphalique offre parfois des dilatations très-prononcées, lesquelles sont formées par du sang coagulé. Il est facile de retirer ces petits caillots ainsi solidifiés, même quelques-uns encore assez durs. Les muscles de cette région ne paraissent pas altérés; mais, en ouvrant l'articulation, on y trouve une certaine quantité (10 grammes) de pus. La surface des os est rugueuse; il y a des endroits où le cartilage est conservé, mais la synoviale a été détruite en partie. La capsule fibreuse, à sa face interne, présente une coloration rouge.

La muqueuse laryngée, les replis glosso-épiglottiques et arythéno-épiglottiques n'offrent aucune trace d'œdème. La surface interne du larynx, de la trachée et des bronches, ne paraît que légèrement enflammée.

La plèvre droite contient environ un litre de matière séropurulente, épaisse, jaunâtre, enveloppée de fausses membranes. Celles-ci sont épaisses, plus ou moins consistantes, accolées contre la séreuse, superposées; quelques-unes noirâtres, d'autres blanchâtres. Cette différence de membranes de couleurs diverses est plus grande sur la plèvre pulmonaire que sur le feuillet externe. Le poumon droit, à sa partie moyenne, plus près du bord postérieur que de l'antérieur, présente deux cavités ou plutôt une seule cavité séparée par une bride transversale en deux parties : cette double cavité est assez spacieuse pour contenir deux petites noix; elle a une teinte brunâtre; elle est vide, tapissée par une membrane bien évidente, d'aspect muqueux, lisse, fine, pellucide. On la soulève avec facilité, mais on ne la détache que difficilement du tissu pulmonaire. Cette cavité est libre, ne communique que par aucune ouverture avec la cavité de la plèvre. Le stylet, introduit plusieurs fois, ne trouve aucun orifice. Le tissu pulmonaire ambiant est d'un rouge brunâtre, un peu ramolli; le lobe inférieur, vers la base du poumon, présente de l'hépatisation grise; le sommet du même poumon offre de l'hépatisation rouge, mais il n'y a aucune trace de tubercules, soit crus, soit ramollis. Le poumon gauche est parfaitement sain; le cœur est dans l'état normal. L'estomac est retréci, sa muqueuse rouge : cette rougeur se retrouve sur divers points de la fin de l'iléon. Le foie, la rate et les reins ne présentent aucune apparence d'altération.

Des états morbides très-divers se sont succédés chez le malade dont je viens de tracer l'histoire.

On y voit d'abord un rhumatisme terminé par suppuration, fait assez rare; puis une angine laryngée œdémateuse, contre laquelle le tartre stibié est très-utilement employé; troisièmement, une pneumonie avec formation d'un double abcès; enfin, une pleurésie suivie d'épanchement purulent qui a amené la mort.

Chacun des points de cette affection complexe serait digne d'intérêt, et mériterait un examen particulier. Je ne dois m'occuper que de la lésion pour laquelle le tartre stibié a été employé; elle offrait parfaitement le caractère de l'œdème aigu de la glotte. Les sangsues, l'oxide blanc d'antimoine n'en avaient, pour ainsi dire, pas modifié l'intensité; l'émétique, qui produisit d'abondantes évacuations, opéra un changement remarquable, et obtint la guérison de cette maladie.

§ III. BRONCHITE AIGUË.

L'usage des vomitifs dans la bronchite est fort ordinaire. Après avoir été jadis très-répandu, il fut abanbonné, puis on y est revenu comme à une pratique nouvelle[1]. Il n'en est pas de même de l'emploi de l'émétique, selon la méthode rasorienne. Peschier, de Genève, que je n'ai pas encore cité, parce que je n'ai point trouvé dans son Mémoire le degré de précision qui caractérise l'observateur habile, dit avoir eu, par l'emploi de l'émétique à haute dose, des succès constants dans le traitement de ce qu'il nomme fluxion de poitrine. Je suis persuadé que beaucoup des malades supposés atteints de cette grave affection, n'avaient que des bronchites plus ou moins intenses. Quoi qu'il en soit, on a rarement usé, pour cet état morbide, du tartre stibié à haute dose.

L'emploi qui en a été fait dans les observations suivantes avait un double but : d'abord, celui de modifier activement la marche de la bronchite, d'en hâter la terminaison; puis, celui d'étudier, dans des circonstances autres, la manière d'agir de l'émétique.

25ᵉ OBSERVATION. — Raymond Bordes, âgé de vingt-sept ans, terrassier, d'une constitution assez forte, d'un tempérament sanguin, a eu déjà une pneumonie légère, qui avait rapidement cédé à des saignées du bras. Dans le milieu de juin 1839, il fut pris d'une toux assez vive et d'accès de fièvre irréguliers. Il entre à l'hôpital le 26 juin. Les symptômes qu'il présente sont ceux de la bronchite simple.

Les six premiers jours, on se borne à l'usage de boissons pectorales et de potions opiacées; mais la toux persiste, l'expectoration est toujours muqueuse, blanchâtre; il n'y a point de fièvre.

---

[1] Girard, DU TRAITEMENT DE LA BRONCHITE ; *Archives de médecine,* 4ᵐᵉ série, t. III, p. 195.

Le 30 juin, on prescrit un looch avec *tartre stibié, 0,30; extrait thébaïque, 0,05.* Ce médicament est donné à la même dose pendant trois jours, et ne provoque que quelques nausées; la toux ne paraît point modifiée, l'expectoration est moins abondante; le pouls ne dépasse pas 66 pulsations; mais il y a une constipation qui nécessite l'emploi d'un purgatif. (Manne et sulfate de soude.)

Du 4 juillet au 10, on revient à la médecine expectante : il n'y a aucun changement.

Le 11, le tartre stibié est repris à la dose de 0,30, uni à l'*extrait thébaïque*, 0,05 d'abord, puis à 0,10; il est ainsi continué jusqu'au 19. A cette époque, on constata une diminution notable des crachats. Le 17 seulement, l'émétique produisit quelques douleurs dans le ventre et des coliques; mais il n'y eut ni vomissements, ni diarrhée. Le 20 juillet, le malade quitte l'hôpital : la toux et l'expectoration ont presque entièrement cessé.

26ᵉ OBSERVATION. — Lange, âgé de soixante-quatre ans, d'une constitution assez forte, d'un tempérament lymphatico-sanguin, est pris, dans le courant de janvier, d'une toux fréquente, accompagnée d'une expectoration difficile de crachats abondants assez épais. Il a éprouvé, en outre, de l'inappétence, de la soif, de l'amertume de la bouche.

Le 24 février 1840, lors de l'entrée de ce malade à l'hôpital : peau naturelle, pouls à 60, régulier; toux fréquente la nuit, expectoration difficile de crachats abondants, épais, muqueux; un peu de gêne dans la respiration, sonorité générale du thorax, murmure respiratoire parfaitement distinct et sans râles dans toute la poitrine; langue jaunâtre au centre, soif, inappétence; abdomen indolent, selles rares.

Du 26 février au 7 mars, chaque jour, le malade prend la potion ainsi composée : *tartre stibié, 0,25; extrait thébaïque, 0,05.* Pendant cette période de onze jours, les fonctions digestives ne sont nullement troublées; l'estomac supporte l'émétique et n'en est point fatigué; les évacuations alvines se font d'une manière à peu près normale; il n'y a point de vomissements;

mais peu à peu l'expectoration diminue, la toux disparaît, et la guérison a lieu d'une manière définitive le 9 mars.

27° OBSERVATION. — Delijean, âgé de trente-huit ans, charretier, d'une constitution forte, d'un tempérament lymphatique, était venu à l'hôpital vers la fin du mois d'avril 1842. Il avait une bronchite simple, non fébrile : des ventouses sur le sternum, des vésicatoires aux jambes, des loochs avec le kermès et l'extrait thébaïque, produisirent une amélioration ; mais celle-ci ne fut que de courte durée : Delijean avait quitté l'hôpital le 20 avril ; il fut obligé d'y revenir le 5 mai.

A cette époque, la toux était forte, l'expectoration abondante, jaunâtre, muqueuse ; le pouls donnait 70-74 pulsations par minute ; il n'y avait pas de dyspnée, la sonorité du thorax était générale ; aucun phénomène particulier ne se faisait remarquer du côté des organes digestifs.

Du 6 au 24 mai, Delijean prend chaque jour cette potion : *tartre stibié, 0,25 ; extrait thébaïque, 0,05*.

Les effets du tartre stibié sur les organes digestifs furent peu sensibles. Ce médicament ne détermina que rarement des nausées, des évacuations alvines un peu plus abondantes qu'à l'ordinaire ; néanmoins, la toux perdit de son intensité, l'expectoration fut modifiée. D'abord moins abondante, elle perdit plus tard sa couleur jaunâtre, devint plus aqueuse et finit par cesser complétement. Le 24 mai, la guérison était bien établie.

28° OBSERVATION. — Porié (Jean), âgé de quarante-huit ans, bien constitué, d'un tempérament sanguin, après s'être exposé à la pluie, le corps couvert de sueur, fut pris d'une fièvre irrégulière, sans type déterminé, et d'une toux assez vive ; des douleurs vagues se faisaient sentir dans la poitrine.

Entré à l'hôpital le 19 mai 1845, il présentait l'état suivant : face un peu colorée, pouls assez développé, à 76-80 ; toux fréquente, expectoration assez abondante de crachats épais, d'un jaune verdâtre ; douleur au niveau du sternum, légère dyspnée : percussion sonore à la partie antérieure de la poitrine, fournissant un peu de matité à la partie inférieure et postérieure de chaque côté; murmure respiratoire sonore, bronchique au sommet de chaque poumon, accompagné de râles sibilants à la base; battements du cœur réguliers; langue blanche, inappétence, peu de soif; ventre insensible à la pression, selles naturelles.

Des loochs opiacés furent employés pendant longtemps sans déterminer d'amélioration. Le 5 mai, les phénomènes morbides étaient toujours à peu près les mêmes; la toux et l'expectoration présentaient le même caractère; il y avait peu de fièvre; le pouls, moins développé, donnait 80 pulsations : c'est alors qu'on conseilla le *tartre stibié*. Celui-ci fut donné à la dose de 30 centigrammes par jour, uni à 5 centigrammes d'*extrait gommeux d'opium*. Du 5 au 11 mai, sous son influence, une amélioration manifeste survint, bien que la tolérance fût imparfaite. Chaque jour, il y avait un ou deux vomissements bilieux, quelques évacuations alvines plus ou moins abondantes; le pouls tomba rapidement à 56-60 pulsations; la toux cessa, et bientôt l'expectoration devint aqueuse, blanchâtre; elle finit par disparaître peu à peu complétement. Le 15, il n'y avait plus de vestiges de bronchite.

29° OBSERVATION. — Cluzeau (Jacques), âgé de vingt-deux ans, d'une constitution assez bonne, d'un tempérament sanguin, fut pris, au commencement de juin 1845, de toux et de douleur au côté droit de la poitrine. Au début, l'expectoration a présenté quelques légères stries de sang; mais elle a été bientôt jaunâtre, et a conservé, depuis lors, ce caractère; en général, il n'y a pas eu de fièvre.

Ce malade est admis à l'hôpital le 20 juin 1845. Pouls à 80, plein; céphalalgie, face un peu colorée; toux fréquente, crachats muqueux, verdâtres, abondants; douleur assez vive au côté droit de la poitrine; légère dyspnée; percussion en général sonore dans toute l'étendue du thorax; bruit respiratoire libre et distinct partout, accompagné cependant de faibles râles sibilants à la base de chaque côté; battements du cœur réguliers, langue blanchâtre, inappétence, soif, ventre indolent, selles naturelles.

Le premier jour, on fait une saignée du bras: le caillot résultant de cette saignée est volumineux, peu consistant, non couenneux. On prescrit des loochs opiacés.

Le 24, il n'y a aucune modification favorable dans l'état du malade. Même intensité de la toux, même nature de l'expectoration, Le *tartre stibié*, à la dose de 30 centigrammes, uni à 5 centigrammes d'*extrait thébaïque*, est administré pendant trois jours seulement. Il ne provoque ni vomissements, ni selles, et cependant, après ces trois jours d'emploi de l'émétique, la toux était presque nulle, l'expectoration avait presque entièrement cessé, le pouls était revenu à 60 pulsations, l'appétit avait été toujours bien conservé et satisfait, aucun trouble n'avait eu lieu du côté des organes digestifs.

30ᵉ OBSERVATION. — Emmanuel (Laurent), âgé de trente-huit ans, terrassier, fort et sanguin, avait eu fréquemment des accès de fièvre qui s'étaient dissipés sans traitement. Le 1ᵉʳ décembre 1845, à la suite d'un refroidissement, il éprouve une toux fréquente, laquelle est suivie bientôt d'une expectoration de crachats muqueux, jaunâtres. Il n'a pas de fièvre, point de gêne de la respiration; il ne ressent aucune douleur dans la poitrine; mais, fatigué par la toux et l'expectoration, il entre à l'hôpital le 5 décembre 1845. Voici son état : peau naturelle, pouls calme, toux fréquente, suivie de crachats aqueux, muqueux, jaunâtres; point de douleur au thorax; percussion en général sonore, mais offrant cependant un peu de matité au côté droit de la poitrine; bruit respiratoire net à gauche, mais accompagné dans le côté droit de râles sibilants; point d'égophonie; bronchophonie exagérée à l'angle inférieur de chaque omoplate; langue blanche, ventre indolent, selles naturelles.

Le 8, l'expectoration paraît augmenter; elle est toujours muqueuse, jaunâtre; la toux ne perd point de son intensité, le pouls continue à être calme et régulier. On prescrit alors une potion avec *tartre stibié, 0,30; extrait thébaïque, 0,04*. Pendant trois jours, ce médicament est répété. Chaque jour, l'émétique provoque des vomissements et deux selles liquides et abondantes.

Le 14; la toux avait entièrement cessé, l'expectoration avait également disparu; les phénomènes locaux thoraciques qui avaient dénoté un léger engouement, n'existaient plus. Le 14, le malade est sorti parfaitement guéri.

34ᵉ OBSERVATION. — Garreau (Charles), âgé de quarante-cinq ans, charretier, est d'une bonne constitution, d'un tempérament sanguin bilieux. Il a eu, en 1844, pendant un mois, une bronchite qui n'a exigé que quelques soins hygiéniques.

En décembre 1845, il fut pris, sans cause déterminée, d'une toux, laquelle fut immédiatement suivie d'une expectoration de crachats muqueux, jaunes-verdâtres. Il existait en même temps une douleur sous-sternale, quelques palpitations de cœur et une fièvre peu intense et irrégulière.

Admis à l'hôpital le 9 janvier 1846, ce malade présentait l'état suivant : un peu de chaleur de la peau, pouls développé, à 80-86; toux fréquente, expectoration abondante de crachats muqueux, jaunâtres, assez épais; douleur au milieu du sternum; percussion sonore en général, un peu moins cependant au-dessous de chaque clavicule; quelques râles muqueux et sibilants au devant et sur les côtés de la poitrine, principalement sous les clavicules; battements du cœur irréguliers; langue blanche, inappétence, peu de soif, ventre indolent, selles naturelles. (Une saignée du bras est immédiatement pratiquée; le caillot fourni par le sang de cette saignée est volumineux, mou, non couenneux.)

Le 15, malgré cette saignée du bras et une potion opiacée, l'état du malade n'a pas changé, l'expectoration est toujours abondante, muqueuse, jaunâtre; la toux présente la même intensité.

Le 15 et le 16, on prescrit: *tartre stibié, 0,30; extrait thébaïque, 0,03.* Il n'y a aucune modification sensible dans la toux et les crachats; le tartre stibié provoque deux ou trois évacuations alvines, mais pas de vomissements.

Les trois jours suivants (17, 18, 19), la dose du *tartre stibié* est portée à 0,40 centigrammes; la tolérance s'établit, le pouls devient tout à fait calme, la toux perd peu à peu de son intensité, l'expectoration change de nature, elle devient aqueuse, blanchâtre; elle cesse. Le 22, la bronchite était guérie. Un engorgement glandulaire qui avait son siége sous l'aisselle droite, et qui s'est terminé par suppuration, a prolongé la durée du séjour du malade à l'hôpital jusqu'au 10 février.

32º OBSERVATION, — Lizon (Jacques), âgé de vingt-cinq ans, boulanger, d'une constitution délicate, d'un tempérament sanguin, a été sujet à quelques irritations gastro-intestinales dont le régime seul a triomphé facilement.

En janvier 1846, il eut une toux fréquente; l'expectoration, d'abord nulle, plus tard aqueuse, devint dans la suite jaunâtre, épaisse et abondante. Quelques douleurs existaient au devant de la poitrine; en même temps avaient lieu des accès de fièvre irréguliers, à périodes tout à fait indéterminées : ce fut bientôt une fièvre continue à exacerbations vagues.

Le 2 février, lors de l'entrée de ce malade à l'hôpital: chaleur de la peau naturelle, pouls calme, toux fréquente, expectoration abondante de crachats, les uns aqueux et blanchâtres, la plupart épais et jaunâtres; douleur de chaque côté du sternum; point de dyspnée; percussion en général sonore dans toute la poitrine, mais offrant néanmoins un peu de matité au côté droit, depuis le septième espace intercostal jusqu'à la base et en arrière; respiration bronchique au sommet de chaque poumon, râles sibilants vers la partie moyenne, rhuncus très-sonores et râles sous-crépitants à la base: bronchophonie exagérée sous chaque clavicule et à l'angle inférieur de chaque omoplate; langue blanche au milieu, rouge sur les bords et à la pointe; appétit modéré, ventre indolent, selles naturelles. (Deux ventouses scarifiées sur le sternum; — looch avec extrait thébaïque, 0,03.)

Du 4 au 14 février, on se borne à des loochs opiacés, à des tisanes adoucissantes; mais il n'y a aucun changement dans l'état du malade; la toux persiste, ainsi que l'expectoration.

Le 15, crachats abondants, muqueux, jaunes-verdâtres; toux fréquente, point de dyspnée; sonorité du thorax à peu près générale; un peu de matité à la base du poumon; râles sibilants et muqueux à la base de chaque côté; pouls à 64-60 pulsations.

Le *tartre stibié* est alors employé à la dose de 30 centigrammes, uni à 5 centigrammes d'*extrait gommeux d'opium*. Cette potion est prise pendant quatre jours ; elle produit des vomissements, de la diarrhée ; en même temps la toux diminue, l'expectoration devint aqueuse et blanchâtre ; le pouls conserve le même nombre de pulsations.

Le 19 et le 20, le *tartre stibié* est porté à 40 centigrammes ; la tolérance est établie, l'estomac supporte cette dose sans être fatigué, la toux cesse, l'expectoration disparaît. Le 24, la guérison a lieu.

33ᵉ OBSERVATION. — Galas (Cypriano), âgé de vingt-sept ans, terrassier, d'une bonne constitution, d'un tempérament sanguin, avait eu plusieurs fois des laryngo-bronchites légères.

Au commencement de février 1846, il fut pris d'une toux fréquente, accompagnée d'une expectoration abondante de crachats muqueux, jaunâtres et épais. Il n'avait point de fièvre, point de douleur à la poitrine, la voix était rauque.

18 février 1846, lors de l'entrée de ce malade à l'hôpital : température normale de la peau, pouls à 76, toux fréquente, expectoration abondante de crachats épais, verdâtres, voix voilée, point de douleur au thorax, point de dyspnée ; percussion en général assez sonore dans toute l'étendue de la poitrine, mais offrant cependant moins de sonorité à la base du côté droit et en arrière ; bruit respiratoire assez pur au sommet de chaque poumon, mais accompagné de râles sibilants et muqueux à la base du côté droit ; point d'égophonie ; bronchophonie modifiée en arrière, de chaque côté de la colonne vertébrale.

(Le 19, on prescrit : *tartre stibié*, 0,30 ; *extrait thébaïque*, 0,05.)

Le soir, il y a de la chaleur à la peau, le pouls donne 108-112 pulsations ; la toux est fréquente, l'expectoration abondante, épaisse, jaunâtre ; il y a des vomissements bilieux et trois évacuations alvines copieuses. Malgré ce défaut de tolérance, le *tartre stibié* est continué à la même dose jusqu'au 25 du même mois ; pendant ce temps, il est bien supporté par l'estomac. Le pouls diminue de fréquence d'une manière graduelle; il tombe de 112 à 100 pulsations, arrive à 92, enfin donne 76 et bientôt 60 pulsations; les crachats, en même temps, deviennent moins abondants, ils sont moins épais, plus aqueux, et disparaissent plus tard complétement avec la toux. Le 28, le malade quitte l'hôpital.

Il n'y a eu, comme on le voit, chez ce malade, d'autre agent thérapeutique employé que la potion stibiée. Elle a paru d'abord exciter vivement, puis elle a opéré une sédation successive et complète.

34ᵉ OBSERVATION. — Paquet (Marguerite), âgée de dix-sept ans, couturière, d'une bonne constitution, d'un tempérament lymphatico-sanguin, a été réglée à l'âge de seize ans. Depuis lors, la menstruation s'est effectuée d'une manière très-régulière.

Le 9 mars 1846, elle a été prise d'accès de fièvre qui avaient le type quotidien. Chaque matin, l'accès débutait par un frisson prolongé, auquel succédait de la chaleur, puis de la sueur. Pendant quatre jours, ces accès se sont montrés régulièrement; puis, ils ont perdu leur type déterminé, leurs périodes ordinaires; en même temps, il existait une toux fréquente, accompagnée d'une expectoration assez abondante, épaisse, jaunâtre; une douleur vive se faisait sentir au niveau du sternum; il n'y avait point de dyspnée, point de palpitations de cœur.

Entrée le 18 mars 1846, voici les principaux symptômes offerts : légère moiteur de la peau, pouls à 80, peu développé; céphalalgie intense, toux fréquente, expectoration abondante de crachats muqueux et jaunâtres; point de douleur au thorax, légère dyspnée, poitrine sonore dans toute son étendue, murmure respiratoire assez évident partout, sans râle particulier; battements du cœur normaux, langue blanche, ventre indolent, selles naturelles.

19. La menstruation, qui était survenue depuis deux jours, s'arrête brusquement; il y a un peu de fièvre; la toux prend une certaine intensité. Une application de douze sangsues à l'anus modère l'excitation fébrile; mais la toux continue et l'expectoration est toujours abondante; des sinapismes aux membres infé-

rieurs, des potions opiacées, des purgatifs avec l'huile de ricin, ne procurent aucune amélioration.

Le 25, on administre une potion avec *tartre stibié, 0,30; extrait thébaïque, 0,05*. Employé à cette dose pendant quatre jours, le tartre stibié provoque chaque jour des vomissements et des évacuations alvines. La toux diminue, l'expectoration devient rapidement moins abondante, aqueuse et blanchâtre.

Le 30, la bronchite n'existait plus ; elle avait été remplacée par une angine assez intense, mais exempte d'éruption pustuleuse. Des cautérisations légères avec le nitrate d'argent ont assez promptement réduit le volume des amygdales et de la luette.

Il est très-problable que l'angine qui vient d'être mentionnée était due à l'usage du tartre stibié, bien que ce médicament n'ait été employé que peu de jours. Il est des individus dont la susceptibilité est vive, et chez lesquels les stimulants produisent de plus promptes et de plus énergiques réactions.

35ᵉ OBSERVATION. — Libotte (Isidore), âgé de vingt-deux ans, chaudronnier, est d'une forte constitution, d'un tempérament sanguin. Après s'être exposé plusieurs fois à un air froid, le corps couvert de sueur, il fut pris, le 24 septembre 1846, d'un accès de fièvre : celui-ci se reproduisit plusieurs fois d'une manière irrégulière ; en même temps il était survenu une toux fréquente, accompagnée d'une expectoration assez abondante, épaisse, muqueuse, jaunâtre : il y avait de la dyspnée, quelques palpitations de cœur et de la céphalalgie.

Entré à l'hôpital le 1ᵉʳ octobre, il présentait l'état suivant : pommettes colorées, peau chaude, pouls à 80-86, plein, toux presque incessante, crachats muqueux, jaunâtres, abondants, ne contenant pas de sang ; douleur au milieu et à gauche du sternum ; dyspnée ; percussion sonore, en général, dans toute l'étendue de la poitrine, offrant cependant un peu de matité à gauche, depuis le mamelon jusqu'à la base et en arrière ; râles sibilants sonores des deux côtés, rhuncus très-forts à la base du poumon droit; râles muqueux à gauche, au niveau du mamelon; râles sibilants sous l'aisselle; bruit respiratoire obscur à la partie postérieure du thorax; point d'égophonie; bronchophonie exagérée sous les clavicules et en arrière de chaque côté de la colonne vertébrale; battements du cœur réguliers, langue blanche, ventre indolent, selles rares. (Une saignée du bras fut immédiatement pratiquée : le sang forma un caillot petit, retracté, consistant, recouvert d'une couenne mince.)

Le 2, la fièvre n'avait point cédé; il y avait de l'oppression, de la douleur au milieu du sternum, une toux fréquente. (Une deuxième saignée fut pratiquée: le caillot présenta le même aspect; quatre ventouses scarifiées furent appliquées sur le sternum.)

Du 3 au 5 du même mois, malgré des vésicatoires placés aux membres inférieurs et sur le sternum, l'état du malade ne fut pas modifié; la fièvre persistait, la toux et l'expectoration n'avaient pas changé.

Le 6, on prescrit une potion composée avec *tartre stibié, 0,30; laudanum de Sydenham, 15 gouttes.*

Cette potion est administrée chaque jour, depuis le 6 octobre jusqu'au 12 du même mois. La première dose de ce médicament produisit quelques vomituritions et de la diarrhée; mais, le lendemain, la tolérance s'établit. Sous l'influence de l'émétique, la toux et l'expectoration diminuèrent, et les phénomènes locaux, appréciés par l'auscultation et la percussion, se rapprochèrent de l'état normal; néanmoins, le pouls conservait sa fréquence et sa plénitude. Cette fièvre fut même si forte le 10, que l'on dut recourir à une nouvelle saignée du bras : c'était la troisième. Le caillot fourni par cette saignée était consistant, recouvert d'une couenne assez épaisse. Cette émission sanguine fit perdre au pouls sa plénitude, mais ne lui enleva pas sa fréquence. Le tartre stibié ayant été abandonné le 13 octobre, par suite de la cessation de la toux et de l'expectoration, il fallut en venir à la digitale : ce médicament diminua le nombre des pulsations, qui arrivèrent, au bout de quinze jours, à leur état normal.

On a pu remarquer, chez ce malade, l'intensité des phénomènes généraux, la disposition inflammatoire, l'effet stimulant de l'émétique. Il est surtout essentiel de remarquer que ce médicament ne ralentit nullement les battements du pouls.

36ᵉ OBSERVATION. — Bernard Carlet, âgé de trente-deux ans, charpentier, d'une constitution robuste, d'un tempérament sanguin, eut, en 1838, un point pleurétique qui occupait tout le côté droit; depuis, il a été fréquemment sujet aux fièvres intermittentes.

Vers la fin de novembre 1846, après s'être exposé à un air froid, le corps couvert de sueur, il fut pris d'une toux vive, fréquente. Les crachats qui, au début, furent imprégnés d'un peu de sang, devinrent plus tard muqueux et jaunâtres: il y eut en même temps des accès fébriles irréguliers.

Le 2 décembre 1846, lors de l'entrée de ce malade à l'hôpital : pouls calme, mais un peu développé; céphalalgie, voix un peu rauque, toux fréquente, crachats abondants, épais, jaunâtres, opaques; point de dyspnée, point de douleur au thorax, même lors d'une profonde inspiration; poitrine sonore, en général, dans toute son étendue, mais donnant de la matité dans le côté droit, à la base; bruit respiratoire bien distinct au sommet de chaque poumon; râle sous-crépitant à la base du poumon droit, bronchophonie en arrière de ce côté; langue blanchâtre, ventre indolent, selles naturelles.

Les premiers jours, on donne un looch avec le kermès minéral; mais il n'y a aucun effet avantageux obtenu.

Le 5, on prescrit le *tartre stibié*, 30 centigrammes, avec 5 centigrammes d'*extrait thébaïque*. Il est successivement porté, le 6, à 35 centigrammes, le 7, à 40, et le 8, à 50. Il est continué de la sorte jusqu'au 12 décembre.

Au début de son emploi, le tartre stibié produisit des vomissements et quelques évacuations alvines; mais bientôt il fut facilement toléré; néanmoins, dès le 6, l'expectoration avait sensiblement diminué de quantité; plus tard, elle était devenue plus aqueuse, blanchâtre; le 14, elle avait entièrement disparu; en même temps, la percussion devenait partout également sonore; le bruit respiratoire s'entendait assez net et pur dans toute l'étendue de la poitrine, et le râle sous-crépitant s'était effacé.

37ᵉ OBSERVATION. — Mouleton (Pierre), âgé de cinquante-deux ans, domestique, bien constitué, d'un tempérament sanguin, eut, le 1ᵉʳ novembre 1847, une toux fréquente, qui bientôt fut suivie d'une expectoration abondante de crachats muqueux; il ne ressentit ni fièvre, ni dyspnée, ni palpitations de cœur.

Entré le 11 novembre 1847 à l'hôpital, il était dans l'état suivant : pouls calme, mais développé; face colorée, point de céphalalgie, toux fréquente, expectoration de crachats aqueux, muqueux, un peu jaunâtres; point de douleur au thorax, point de gêne de la respiration; sonorité générale de la poitrine dans toute son étendue, bruit respiratoire normal partout; quelques râles sibilants à la base de chaque poumon, battements du cœur réguliers, langue blanche, ventre indolent, selles naturelles.

Les cinq premiers jours, le malade prend une potion composée avec le kermès et l'extrait thébaïque, mais il n'en éprouve aucune amélioration.

Le 16, la toux est toujours fréquente, l'expectoration continue à être abondante, épaisse, jaune-verdâtre; il n'y a ni dyspnée, ni fièvre : les phénomènes thoraciques ne sont pas modifiés.

On prescrit alors le *tartre stibié, 0,30*, uni à l'*extrait thébaïque, 0,05* : ces médicaments sont administrés depuis le 16 jusqu'au 20, sans interruption. Chaque jour, ils déterminent un ou deux vomissements bilieux, trois ou quatre selles copieuses, mais sans douleur dans le ventre. Dès le troisième jour de leur emploi, la toux diminue, l'expectoration est moins abondante, devient aqueuse et blanchâtre; enfin, le 22, elle a complétement disparu, et le malade sort, le 23, guéri.

§ IV. BRONCHITE CAPILLAIRE.

Quoique des essais faits à Nantes, en 1840-41, dans une épidémie meurtrière de bronchite capillaire[1] se soient montrés peu favorables à l'emploi du tartre stibié à haute dose, il est à présumer que, dans des circonstances moins graves, et surtout quand la maladie est sporadique, ce moyen pourra rendre d'utiles services. Les faits suivants le prouvent.

38ᵉ OBSERVATION. — Robinet (Gustave), âgé de dix-sept ans, serrurier, d'une constitution moyenne, d'un tempérament nervoso-sanguin, eut, en 1840, une pneumonie qui nécessita un traitement antiphlogistique énergique.

Le 20 septembre 1844, à la suite d'une suppression brusque de transpiration, il eut un frisson auquel succéda de la chaleur, puis de la sueur; dès lors, la fièvre devint continue, offrant des exacerbations irrégulières; en même temps, il se manifesta une toux vive, aiguë, avec une expectoration muqueuse, aqueuse, une dyspnée très-grande et quelques palpitations; il y eut aussi des douleurs au pharynx et un peu de gêne dans la déglutition.

Le 9 octobre suivant, lors de l'entrée de ce malade à l'hôpital, voici les symptômes qu'il présentait : peau chaude, pouls à 96 pulsations, plein et développé; face colorée, céphalalgie, toux fréquente, crachats assez abondants, écumeux et blanchâtres; dyspnée assez grande, même légère orthopnée, douleur avec sentiment de constriction au milieu du sternum; percussion sonore, en général, au-dessous des clavicules jusqu'au niveau de chaque mamelon, mais offrant un peu de matité depuis ce point jusqu'à la base et en arrière; bruit respiratoire assez pur au sommet de

---

[1]. Mémoire de MM. Mahot, Bonamy, Marcé et Malherbe.

chaque poumon; mais, vers la partie moyenne, râle sibilant qui devient plus fort à mesure qu'on s'approche de la base et de l'angle de chaque omoplate; en cette dernière partie, le râle est sous-crépitant. Battements du cœur étendus, sonores, sans bruits spéciaux; langue blanche, inappétence, ventre indolent, selles naturelles. (Saignée du bras, tisane pectorale, looch avec extrait thébaïque, 3 centigrammes.)

Cette saignée ne produisit aucune amélioration; plus tard, on employa le *tartre stibié* en lavage, 10 centigrammes, qui provoqua des vomissements et des évacuations nombreuses. Quelques jours après, 80 grammes d'huile de ricin déterminaient des selles copieuses; mais tout était inutilement employé. On eut recours à des vésicatoires aux extrémités inférieures, sur le sternum et les côtés de la poitrine; encore même inefficacité. L'oxide blanc d'antimoine, le kermès minéral furent tentés sans avantage.

Le 1er octobre, l'état morbide n'avait nullement été modifié; le pouls donnait toujours 80-86 pulsations; la toux était très-fréquente, l'expectoration abondante, épaisse et jaunâtre; il y avait une dyspnée très-intense, des palpitations de cœur, un sentiment de constriction fort pénible au milieu du sternum; enfin, du râle sibilant très-fort se distinguait de chaque côté de la poitrine, surtout en bas et en arrière. (Potion avec tartre stibié, 0,30; extrait thébaïque, 0,05.)

Cette potion est encore donnée depuis le 1er octobre jusqu'au 6. Les deux premiers jours, elle détermine des vomissements et de la diarrhée; plus tard, elle est supportée par l'estomac sans n'exciter aucune fatigue; elle ne provoque aucune douleur dans le ventre. Les quatre premiers jours le pouls ne perd nullement de sa fréquence, la toux est aussi intense, et l'expectoration ne change nullement de caractère; mais, le cinquième jour, il y a une légère amélioration dans les phénomènes morbides, c'est-à-dire dans la toux et l'expectoration; mais le pouls donne toujours 86-90 pulsations.

Enfin, le 7, la toux avait beaucoup diminué, l'expectoration était devenue plus rare, plus aqueuse : ces divers symptômes se sont amendés chaque jour d'une manière fort sensible; mais le pouls a conservé longtemps sa force et sa fréquence. Le malade est sorti de l'hôpital à la fin du mois.

Ce n'est qu'après avoir épuisé une longue série d'agents thérapeutiques, que l'on en est venu au tartre stibié. Ce médicament a encore obtenu un résultat décisif; mais remarquons, comme nous avons eu souvent déjà occasion de le faire, que les symptômes locaux ont les premiers été modifiés, et que le pouls ne s'est ralenti que longtemps après.

39ᵉ OBSERVATION. — Dufreche (Jean), âgé de vingt-quatre ans, terrassier, d'une constitution forte, d'un tempérament sanguin-bilieux, avait eu, en 1841, un rhumatisme aigu général qui avait été traité par des saignées et des ventouses scarifiées; plus tard, il avait été envoyé à Bagnères, et l'usage de ces eaux thermales l'avait entièrement rétabli.

Vers le milieu de décembre 1847, il fut pris, à la suite d'un refroidissement, de toux fréquente avec expectoration abondante de crachats muqueux, épais, blanchâtres; il éprouva, en même temps, de la dyspnée, des douleurs au milieu du sternum et à la base de la poitrine, de chaque côté; il y avait aussi une fièvre constante et de la céphalalgie.

Le 11 janvier 1848, Dufreche vint à l'hôpital, offrant les symptômes suivants: chaleur âcre de la peau, face colorée, pouls fréquent 86, assez développé; toux vive, ayant lieu surtout par quintes; dyspnée considérable, expectoration de crachats muqueux, peu épais et blanchâtres; douleurs vagues le long du sternum; percussion, en général, sonore dans toute la poitrine; bruit respiratoire à peu près masqué partout par des râles sibilants très-forts et très-sonores; le rhuncus s'entend même à distance; battements du cœur étendus, mais réguliers, sans bruits spéciaux; langue blanche au centre, un peu rouge sur les bords et à la pointe; inappétence, ventre indolent, selles naturelles. (Saignée du bras, deux ventouses scarifiées à la base de la poitrine et de chaque côté ; — looch avec kermès et extrait thébaïque ãa 0,05 ; vésicatoires aux cuisses.)

Du 12 au 19, on donna le *tartre stibié* à la dose d'un décigramme. Il provoqua quelques vomissements, mais surtout des évacuations alvines copieuses et multipliées; néanmoins, l'expectoration était toujours aussi abondante et la toux aussi intense.

Le *tartre stibié* fut alors porté à 30 centigrammes, et l'*extrait thébaïque* donné à 5 centigrammes : cette potion fut administrée du 20 janvier au 29 du même mois. Pendant cette période de temps, la tolérance s'établit facilement ; le plus souvent il n'y eut pas d'évacuations alvines, point de vomissements, mais il survint une amélioration sensible ; la toux devint moins vive, les crachats furent moins abondants, et la gêne de la respiration diminua progressivement ; néanmoins, le pouls conserva pendant quelques jours 80 pulsations ; en même temps, les râles sibilants si forts que l'on entendait, tant au sommet qu'à la base de la poitrine, ne se distinguaient plus, et le murmure respiratoire avait repris son rhythme normal. Le 2 février, ce malade quittait l'hôpital, parfaitement guéri.

§ V. BRONCHITE CHRONIQUE.

Tous les médecins savent quelle opiniâtreté opposent aux moyens ordinaires de traitement les bronchites chroniques, accompagnées d'une expectoration très-abondante et d'aspect purulent.

Le tartre stibié à haute dose est le médicament le plus efficace pour les combattre. Je crois devoir citer à cet appui un certain nombre d'observations. Elles présenteront, j'en conviens, de l'uniformité, et partant une fatigante monotomie. Je les rapporte telles qu'elles ont été recueillies.

Lorsqu'il s'agit d'asseoir une proposition sur des

bases solides, on ne saurait trop élargir celles-ci. D'ailleurs, en thérapeutique, le nombre des faits est un élément indispensable de leur valeur : la méthode numérique ne doit formuler ses résultats que sur des chiffres élevés.

J'ajouterai que je n'ai point choisi les exemples favorables à l'emploi du tartre stibié. J'ai relaté tous ceux dans lesquels ce moyen a été dirigé contre la bronchite chronique, et on verra, qu'administré dans quarante et un cas, le succès a été complet quarante fois.

40ᵉ OBSERVATION. — Gaunal (Antoine), âgé de trente et un ans, portefaix, d'une bonne constitution, d'un tempérament sanguin, eut, en 1840, des accès de fièvre tierce qui ne cédèrent que difficilement à l'emploi du sulfate de quinine. A la même époque, il fut atteint d'une bronchite aiguë, qui nécessita plusieurs saignées du bras, des ventouses scarifiées et un vésicatoire sur le sternum.

Dans le mois d'août 1844, Gaunal, à la suite d'un travail pénible, qui consistait à porter sur les épaules de lourds fardeaux, fut pris d'une hémoptysie abondante; le sang expectoré, d'un rouge vermeil, pouvait être évalué à 4 ou 500 grammes environ. Depuis ce moment, chaque matin, pendant les quinze jours qui suivirent, les crachats furent teints de sang; puis, il survint une toux fréquente; l'expectoration était muqueuse, jaunâtre, assez abondante; il y eut de l'oppression, quelques douleurs vagues dans la poitrine, peu ou point de fièvre; l'amaigrissement fut peu sensible.

Le 5 janvier 1845, lors de l'entrée de ce malade à l'hôpital, voici les symptômes constatés : face colorée, chaleur naturelle de la peau, pouls calme, céphalalgie sans vertiges; point de dyspnée, toux fréquente, expectoration abondante de crachats muqueux, épais, jaune-verdâtres, puriformes; percussion sonore au sommet de la poitrine jusqu'au niveau du mamelon, mais offrant de la matité qui augmente à mesure qu'on s'approche de la base et de la partie postérieure; bruit respiratoire naturel au sommet de chaque poumon, devenu plus faible à leur base et accompagné de râles muqueux et sous-crépitants; battements du cœur normaux, langue blanche, abdomen indolent, selles naturelles.

Du 6 janvier au 16 du même mois, le malade prend l'oxide blanc d'antimoine, mais il n'en éprouve aucune amélioration. Des vésicatoires, placés sur les membres inférieurs et à la base de la poitrine, ne produisent encore aucun effet avantageux.

Le 16, le pouls est calme, mais la toux semble être devenue plus fréquente, l'expectoration est toujours très-abondante, épaisse, jaune-verdâtre; il n'y a pas de dyspnée; les phénomènes locaux résultant de la percussion et de l'auscultation sont identiques à ceux observés précédemment.

On commence alors le *tartre stibié* à la dose de 30 centigrammes, associé dans une potion à 15 gouttes de *laudanum de Sydenham* : cette dose est ainsi continuée jusqu'au 20, c'est-à-dire pendant cinq jours. Le premier jour, le tartre stibié détermine des vomissements; plus tard, il est assez bien supporté par l'estomac, et ne provoque que quelques coliques ou de faibles évacuations; mais déjà le troisième jour, la quantité de l'expectoration avait diminué d'une manière sensible; bientôt après, elle a perdu sa teinte jaune-verdâtre, son aspect purulent. Le 22, il y avait une amélioration très-manifeste; les crachats étaient devenus rares et blanchâtres; la poitrine offrait, dans toute son étendue, une sonorité évidente, les râles avaient disparu, et le bruit respiratoire se faisait entendre assez net. Ce malade sortit guéri le 25.

Il est à remarquer que l'émétique ne fit point reparaître l'hémoptysie.

41e OBSERVATION. — Cardaillat (Bernard), âgé de vingt-trois ans, chiffonnier, est d'une stature élevée, d'une constitution robuste, d'un tempérament sanguin; il a eu fréquemment des bronchites et des points pleurétiques dont les saignées ont pu toujours triompher.

Dans le mois de décembre 1844, à la suite d'un refroidissement, il a été pris d'une toux vive, suivie d'une expectoration abondante de crachats assez épais, verdâtres. Il n'avait point de fièvre, point de dyspnée, ne ressentait aucune douleur dans la poitrine; les organes digestifs ne présentaient aucun trouble.

Le 24 février 1845, Cardaillat entre à l'hôpital : pouls calme, régulier, point de céphalalgie, toux fréquente, expectoration copieuse de crachats muqueux épais, verdâtres, puriformes; point de gêne de la respiration; percussion sonore dans tout le côté gauche, offrant un peu de matité à la base du côté droit, principalement en arrière; bruit respiratoire naturel au sommet du poumon gauche, effacé à la base par des râles muqueux et sous-crépitants; à droite, au sommet, râles muqueux dans les grandes inspirations, souffle bronchique très-manifeste; à la base, faiblesse, obscurité du murmure de la respiration, aucun retentissement anormal de la voix, bronchophonie exagérée au niveau des angles de chaque omoplate; langue un peu rouge à la pointe et sur les bords, recouverte au centre d'un enduit blanchâtre; inappétence, peu de soif, ventre insensible à la pression, selles normales.

Les quelques jours qui suivirent l'entrée de ce malade à l'hôpital, on lui prescrivit des potions opiacées, un régime doux; mais il n'y eut aucun changement favorable. On commença alors à administrer, le 28, une potion ainsi composée : *tartre stibié*, 0,30; *laudanum de Sydenham*, 10 gouttes.

Elle fut administrée pendant trois jours consécutifs : les deux premiers jours, elle détermina des selles copieuses, et le troisième, elle provoqua à la fois, et des vomissements et des évacuations alvines abondantes. Dès le deuxième jour de l'emploi de l'émétique, l'expectoration avait beaucoup diminué, et sa nature avait été sensiblement modifiée. Le 10 mars, le malade voulut quitter l'hôpital, se trouvant rétabli et débarrassé de sa bronchite

42ᵉ OBSERVATION. — Dubergès (Jean), âgé de quarante et

un ans, scieur de long, est d'une constitution robuste, d'une stature élevée: son tempérament est sanguin.

En 1840, il eut une bronchite qui nécessita une saignée du bras; depuis lors, il fut très-sujet à s'enrhumer. Il vint fréquemment à l'hôpital recevoir les soins qu'exigeait l'intensité de la toux, puis il reprenait son travail.

En février 1845, après s'être exposé à la pluie, le corps couvert de sueur, Dubergès fut repris par une toux violente, laquelle était d'abord sèche, mais qui, plus tard, fut suivie d'une expectoration de crachats muqueux, jaunâtres. Une douleur vive se fit sentir dans le côté droit de la poitrine, vis-à-vis le mamelon; la respiration devint même, à cette époque, un peu gênée; il y avait des palpitations de cœur. Pendant plusieurs jours, il y eut de la fièvre qui parut d'abord se présenter sous une forme intermittente ou rémittente; mais bientôt elle devint continue.

Le 22 mars 1845, lors de l'entrée de ce malade à l'hôpital, voici les symptômes qu'on observait : température normale de la peau, pouls développé, plein, à 86-90 pulsations; céphalalgie intense, toux fréquente, expectoration assez abondante de crachats muqueux et jaunâtres, peu de dyspnée, point de douleur au thorax; percussion, en général, plus sonore à gauche qu'à droite; au sommet du poumon droit, le son est moins clair que partout ailleurs; dans tout le côté droit, râle sibilant lié à l'inspiration, plus prononcé au sommet qu'à la base; à gauche, respiration pure et bien nette dans tout ce côté, même en arrière; battements du cœur étendus, sonores, sans bruits spéciaux; langue blanche, inappétence, ventre indolent, selles naturelles. (Saignée du bras : le sang obtenu par cette saignée produit un caillot peu consistant, recouvert d'une couenne molle, d'un millimètre d'épaisseur.)

Le pouls diminue rapidement de fréquence; il tombe à 64-66 pulsations, perd en même temps de sa force et de sa plénitude; mais la toux conserve la même intensité, et l'expectoration son caractère épais, jaunâtre et puriforme.

Le 28, on prescrit: *tartre stibié*, 0,30; *extrait thébaïque*, 0,05. Cette même dose est continuée pendant trois jours, ne provoque que de légères nausées, mais ne détermine ni vomissements, ni diarrhée ; la toux et l'expectoration ne sont nullement modifiées ; le pouls reste calme, le ventre indolent.

Le 31 mars, le *tartre stibié* est porté à 40 centigrammes, et administré de la sorte pendant trois jours ; encore même tolérance, encore même intensité de la toux, toujours expectoration abondante et purulente.

Le 3 avril, on augmente la dose du *tartre stibié* ; il est donné à 45 centigrammes pendant deux jours. Pour la première fois, il y a quelques coliques, l'épigastre devient douloureux, un peu sensible à la pression ; du reste, il n'y a ni vomissements, ni diarrhée ; le pouls est calme ; l'expectoration et la toux n'ont éprouvé aucun changement favorable.

Le 5 avril, et pendant dix jours consécutivement, on donne le *tartre stibié* à la dose de 50 centigrammes, toujours associé avec 5 centigrammes d'*extrait thébaïque*. Comme précédemment, il y a la même tolérance absolue, le ventre n'est nullement douloureux, l'appétit est toujours conservé et raisonnablement satisfait. Pour la première fois, l'on constate, le 7 avril, une diminution sensible dans la quantité des crachats, mais ils sont toujours aussi épais, jaunâtres et puriformes ; le pouls, qui donnait ordinairement 60-64 pulsations, est tombé à 44-48. Le 13 avril seulement, l'expectoration devient plus muqueuse, blanchâtre, écumeuse ; elle est moins jaunâtre.

Le 15, le *tartre stibié* n'est plus conseillé qu'à la dose de 40 centigrammes ; les crachats se modifient d'une manière fort avantageuse ; mais il n'y a plus que tolérance imparfaite, le ventre commence à être douloureux, il y a quelques vomissements et de la diarrhée ; cependant, l'*émétique*, à 40 centigrammes, est continué jusqu'au 17.

A cette époque, le malade commet une imprudence : il quitte la salle et va se promener dans la cour. Le soir même, il est pris de fièvre, de gêne de la respiration ; la toux est plus vive et les crachats sont colorés par le sang. (Une saignée du bras est pratiquée : le sang fourni par cette saignée présente un caillot consistant, non couenneux). Immédiatement la fièvre cesse, l'expectoration sanglante disparaît, et la guérison paraît effectuée le 5 mai.

Ce fait offre un intérêt particulier, à cause de l'opiniâtreté de la maladie, de l'emploi nécessairement prolongé du tartre stibié, de l'expectoration sanguinolente qui est survenue, et, néanmoins, de la guérison qui s'est solidement accomplie.

Peut-on attribuer au tartre stibié la présence du sang dans les crachats? Il a été donné environ 7 grammes de ce sel en dix-sept jours. Les derniers jours, la tolérance était difficile, quelques vomissements dénotaient que l'estomac commençait à s'irriter ; mais ce malade se promenait ; il était allé plusieurs fois au soleil : c'était au printemps et par un temps sec et chaud. Peut-être d'autres imprudences avaient-elles été commises.

Quoi qu'il en soit, le tartre stibié fut cessé le 18 avril, et néanmoins l'expectoration fut plus ou moins sanguinolente jusqu'au 29. Alors une saignée fut faite, et les crachats non-seulement prirent un meilleur aspect, mais diminuèrent rapidement. La saignée fit alors ce qu'elle n'avait point fait au commencement.

Il est à remarquer que le pouls fut constamment calme. Cette circonstance, jointe à l'absence des signes physiques d'une lésion organique pulmonaire, inspirait une juste sécurité. Ce fait eût passé jadis, très-certainement, pour une guérison de phthisie pulmonaire.

43ᵉ OBSERVATION. — Garceau (Martin), âgé de cinquante-huit ans, terrassier, est d'une constitution assez forte, d'un tempérament lymphatico-sanguin. Sa poitrine offre une légère déformation ; le sternum présente une saillie en avant, bien manifeste.

Depuis quinze ans, il est sujet à des bronchites qui se réveillent chaque hiver et prennent une certaine intensité ; même l'été, il n'en est pas toujours exempt : il suffit de la cause la plus légère pour faire apparaître la toux.

La toux, qui avait débuté au commencement de novembre 1845, se développa plus vive en février suivant; elle fut accompagnée d'une expectoration de crachats muqueux, jaunâtres, quelques-uns même parfois teints d'un peu de sang. Il y eut aussi un peu de gêne dans la respiration et quelques accès de fièvre irréguliers. A cette époque encore, l'épigastre était le siége de douleurs très-vives; il y avait eu de la diarrhée et des vomissements.

Le 3 mars 1845, Garceau entre à l'hôpital et présente l'état suivant : face colorée, peau chaude, pouls plein, développé, à 96-100 pulsations par minute; céphalalgie avec vertiges et éblouissements; toux fréquente, expectoration de crachats abondants, peu épais, d'aspect gélatineux; légère dyspnée; point de douleur au thorax, même lors d'une forte inspiration; percussion sonore dans toute l'étendue de la poitrine, mais douloureuse dans le côté droit; râle muqueux à l'inspiration, au sommet du poumon droit; bruit respiratoire affaibli à la base et au creux axillaire; à gauche, le murmure respiratoire est considérablement diminué; il n'y a pas de râles; battements du cœur étendus, mais réguliers; langue jaunâtre, amertume et sécheresse de la bouche, inappétence; ventre souple, peu sensible à la pression, selles naturelles. (Saignée du bras — caillot consistant, non couenneux.)

5. La gêne de la respiration ne diminue pas, le pouls conserve sa dureté, sa plénitude et donne encore 100 pulsations; la toux est fréquente; une douleur se manifeste au côté gauche de la poitrine. Il n'y a rien de nouveau sous le rapport de la percussion et de l'auscultation. (Une deuxième saignée du bras est pratiquée : le sang qui en résulte offre les mêmes caractères que précédemment. Trois ventouses scarifiées sont placées au côté gauche de la poitrine; des vésicatoires sont mis aux jambes.)

Sous l'influence de ces divers moyens, la fièvre diminue et disparaît, la toux perd de son acuité, mais l'expectoration devient plus abondante, épaisse, d'un jaune verdâtre. Du 9 mars au 25 du même mois, on se borne à des loochs opiacés, à des tisanes adoucissantes. Vu l'insuffisance de ce traitement, on prescrit : (looch avec tartre stibié, 0,20; extrait thébaïque, 0,03.)

Cette potion est ainsi administrée chaque jour jusqu'au 31 mars;

elle détermine chaque jour un ou deux vomissements de matières bilieuses, mais ne produit pas ou peu de diarrhée. Les évacuations sont le plus souvent naturelles; le ventre n'est pas douloureux, le pouls reste calme. Les modifications imprimées à la toux et à l'expectoration, par le tartre stibié, furent assez promptement obtenues. Dès le troisième jour de son emploi, les crachats devinrent moins abondants, plus visqueux, moins épais; ils prirent une teinte blanchâtre. Le 31, la bronchite avait cessé, et la guérison s'est depuis lors consolidée d'une manière positive.

44ᵉ OBSERVATION. — Fourcade (Jacques), âgé de trente-huit ans, marbrier, est d'une bonne constitution, d'un tempérament sanguin. A diverses reprises, il a eu des fièvres intermittentes qui ont nécessité l'emploi du sulfate de quinine. Mais, presque depuis son enfance, il est sujet à une bronchite qui, chaque hiver, s'exaspère et prend une certaine intensité. Dans le mois de décembre 1844, cette affection catarrhale parut augmenter; il y avait une toux vive et fréquente; l'expectoration, qui avait été primitivement rare, blanchâtre, devint successivement plus abondante, épaisse, jaune-verdâtre; elle ne contenait jamais de sang. Une douleur assez vive existait vis-à-vis le sternum et entre les épaules; il n'y avait ni fièvre, ni oppression. Cet état dura trois mois environ, avec des alternatives d'amélioration et de souffrances plus grandes. Pendant cet intervalle, il survint des accès de fièvre intermittente, et le sulfate de quinine dut être employé.

Le 1ᵉʳ mars 1845, Fourcade entra à l'hôpital, présentant les phénomènes morbides suivants : face colorée, pouls agité, peu plein, point de céphalalgie; toux fréquente, expectoration abondante de crachats muqueux, jaunâtres, épais, puriformes; douleur sternale et entre les épaules; percussion, en général, peu sonore au côté droit. Auscultation : le bruit respiratoire s'entend assez bien à gauche, quoiqu'il ne se présente pas dans sa pureté parfaite; il est quelquefois mêlé à des râles sibilants dans les grandes inspirations; à droite, on entend au sommet un râle sibilant plus manifeste dans les grandes inspirations, un râle muqueux au creux axillaire; en arrière, la respiration est obscure, et, de

chaque côté de la colonne vertébrale, se trouve une bronchophonie bien exagérée. La langue est blanche, le ventre indolent,
la bouche amère et pâteuse; il y a de la constipation.

Pendant tout le courant du mois de mars, l'état morbide resta
stationnaire; il n'y eut pas de fièvre, mais la toux persista, et fut
suivie d'une expectoration abondante. des tisanes adoucissantes,
des potions pectorales et opiacées, des sinapismes sur les extrémités inférieures, ne produisirent aucun résultat favorable.

Le 29 mars, voici les symptômes mentionnés : pouls calme,
64-66, développé; peu de dyspnée, céphalalgie; toux peu fréquente, mais crachats épais, abondants, d'un jaune-verdâtre, d'aspect purulent; douleur vague entre les épaules et au niveau du
sternum; percussion à peu près sonore par tout le thorax; râles
muqueux et sibilants au devant de la poitrine, mais plus forts et
plus prononcés au côté droit; langue blanche, ventre indolent,
selles naturelles. (Potion avec tartre stibié, 0,30; extrait thébaïque, 0,03.)

30. Pouls calme, quelques nausées sans vomissements, une
selle liquide, toux peu fréquente, même nature de l'expectoration.
(Potion avec tartre stibié, 0,30; extrait thébaïque, 0,05.)

Soir. Quatre selles liquides; ni nausées, ni vomissements; douleur, sentiment de sécheresse à la gorge, rougeur simple sans tuméfaction des amygdales, aucune éruption pustuleuse; ventre indolent; toux rare, expectoration moins abondante de crachats
toujours épais et jaunâtres.

31. Ni selles, ni nausées, ni vomissements; point de fièvre;
douleur abdominale peu vive, vif sentiment de chaleur intense
dans toute l'arrière-gorge, rougeur granuleuse des amygdales et
de la luette, léger gonflement de ces organes; un peu de gêne
pour la déglutition.

Pendant deux jours, le tartre stibié est cessé; des gargarismes
adoucissants, des loochs opiacés suffisent pour combattre l'irritation de la gorge et la toux.

Le 3 avril, la déglutition se fait sans la moindre difficulté; il
ne reste aucune trace de rougeur sur les amygdales; le pouls est
calme, la toux rare; mais l'expectoration, toujours fort abondante,

a un aspect entièrement purulent; la percussion est, en général, sonore par tout le thorax, et des râles muqueux et sibilants s'entendent encore nombreux et fort prononcés; la langue est naturelle, le ventre n'est le siége d'aucune douleur; il est entièrement insensible à la pression; il y a de la constipation. (Potion avec tartre stibié, 0,30 ; extrait thébaïque, 0,05.)

Soir. Pouls calme, nausées seulement, ni vomissements, ni évacuations alvines, ventre indolent, langue blanche au centre.

4. Pouls calme, ni vomissements, ni selles; peu de toux, expectoration abondante et puriforme, point de dyspnée, aucune douleur thoracique; sonorité générale du thorax, râles sibilants moins nombreux; battements du cœur réguliers, sans bruits spéciaux. (Potion avec tartre stibié, 0,30; extrait thébaïque, 0,05.)

Soir. Tolérance parfaite, pouls calme.

5. Température normale de la peau, respiration très-calme, peu de toux, expectoration toujours abondante et puriforme, aucune douleur à l'épigastre, une seule selle consistante. (Potion avec tartre stibié, 0,30; extrait thébaïque, 0,05.)

6. Point de vomissement, une seule évacuation; l'expectoration a diminué de quantité, mais elle a toujours le même caractère: elle est jaunâtre, d'aspect purulent; les battements du cœur sont réguliers, la poitrine résonne bien, à peu près dans toute son étendue, et les râles muqueux et sibilants si nombreux diminuent d'une manière sensible.

La potion stibiée, à la même dose, est continuée jusqu'au 10. A cette époque, son emploi est interrompu; l'amélioration est très-grande. Dans l'espace de ces quatre jours, les crachats deviennent rares, muqueux et blanchâtres; il n'y a point de fièvre. Le malade veut quitter l'hôpital le 20.

45e OBSERVATION. — Gaspard (Bastien), âgé de soixante et un ans, verrier, est d'une constitution moyenne, d'un tempérament lymphatico-sanguin. Depuis plusieurs années, il était sujet à une bronchite, qui, au commencement de l'année 1845, prit une certaine intensité. La toux devint, non-seulement fréquente, mais encore elle s'accompagna d'une expectoration très-abondante et jaunâtre ; il n'y avait, du reste, ni fièvre, ni dyspnée ; aucune douleur ne se faisait sentir dans la poitrine, ni dans le ventre.

Le 14 mars 1845, lors de l'entrée de ce malade à l'hôpital, voici les symptômes observés : peau naturelle, pouls calme, toux peu fréquente, expectoration abondante, jaune-verdâtre, d'aspect purulent ; point de dyspnée, point de douleur au thorax, même lors des fortes inspirations ; percussion, en général, sonore des deux côtés, mais fournissant un son moins clair au septième espace intercostal droit, près de l'omoplate, et sous l'angle de cet os. Auscultation : bruit respiratoire naturel dans tout le côté gauche, exagéré au sommet du poumon droit, faible et même obscur à la base ; point d'égophonie ; bronchophonie très-grande au sommet de chaque poumon ; battements du cœur réguliers et sonores ; appétit, langue blanche, ventre indolent, selles naturelles.

Du 15 mars au 30 du même mois (loochs avec extrait gommeux d'opium et oxide blanc d'antimoine, vésicatoires aux membres inférieurs, emplâtres de poix de Bourgogne saupoudrés de tartre stibié), etc. Aucun résultat favorable n'est obtenu ; toux intense, expectoration de plus en plus abondante, épaisse, purulente, jaune-verdâtre.

Le 31, examinée de nouveau, la poitrine ne présentait, à l'auscultation et à la percussion, aucun changement ; la base du poumon droit était encore engouée ; en ce point, il y avait de la matité, et le bruit respiratoire y était fort obscur ; le pouls était parfaitement calme. (Potion avec tartre stibié, 0,30 ; extrait thébaïque, 0,03.)

1er avril. Quelques nausées seulement, ni vomissements, ni diarrhée ; rien de nouveau par rapport à la bronchite. *La potion stibiée* est continuée jusqu'au 7, sans déterminer de trouble des organes digestifs ; l'appétit était toujours assez bon, satisfait convenablement ; le ventre était indolent ; il n'y avait par jour qu'une seule évacuation naturelle, mais point de nausées, ni de vomissements.

Le 8, on remarqua que l'expectoration avait diminué légèrement, mais son aspect puriforme persistait ; le pouls était toujours calme ; aucun point douloureux n'existait dans la poitrine.

A cette époque, la matité que l'on avait observée à la base du poumon droit était bien moins prononcée, et le bruit respiratoire commençait à s'y faire distinguer; en arrière, on entendait quelques légers râles sous-crépitants; les battements du cœur étaient réguliers. La dose du *tartre stibié* fut portée à 0,40, associé toujours à 0,03 d'*extrait gommeux d'opium*. Encore, comme précédemment, il y eut la même tolérance pour ce médicament, qui fut continué jusqu'au 14. Déjà, le 10, une modification dans le caractère des crachats avait été observée: ils étaient moins épais, moins jaunâtres. Le 14, ce changement était plus prononcé ; l'expectoration, déjà rare depuis quelques jours, était muqueuse, blanchâtre, aqueuse; les phénomènes relatifs à l'auscultation et à la percussion avaient changé ; le côté droit de la poitrine était devenu sonore dans toute son étendue, même à la base, et le bruit respiratoire y était assez distinct. Alors, le *tartre stibié* fut donné à doses décroissantes: son emploi fut abandonné complétement le 30. A cette époque, la toux avait cessé et l'expectoration avait entièrement disparu.

46ᵉ OBSERVATION. — Brunet (Olivié), âgé de vingt-huit ans, sabotier, d'une constitution assez forte, d'un tempérament sanguin, a eu, en 1840, une rougeole assez intense; celle-ci laissa, lors de sa disparition, une toux fréquente, qui, elle-même, était accompagnée d'une expectoration abondante. Cette bronchite devint même plus forte pendant l'hiver de 1842; à cette époque, elle nécessita l'intervention des antiphlogistiques. Sous leur influence, les phénomènes inflammatoires cessèrent, mais la toux persista avec la même sécrétion. Vers le commencement du mois de mars 1845, il survint des accès de fièvre irréguliers, sans type déterminé, et alors l'expectoration devint plus abondante; aucun phénomène morbide n'existait du côté des organes digestifs.

Le 12 mars 1845, Brunet vint à l'hôpital, offrant l'état suivant : pouls calme, régulier; chaleur de la peau naturelle, teint jaunâtre de la face, toux fréquente, crachats abondants, épais, d'un jaune verdâtre, d'aspect purulent; point de douleur au thorax ; percussion, en général, sonore des deux côtés, mais offrant de la matité au niveau des angles inférieurs de chaque omoplate; bruit respiratoire assez clair sous les clavicules et de chaque côté du sternum, affaibli sous chaque creux axillaire, fort obscur en arrière; point d'égophonie ni de râles; battements du cœur peu sonores, plutôt lents que précipités; langue blanche, ventre indolent, selles naturelles, inappétence, peu de soif.

Pendant les premiers jours, quelques potions opiacées, des tisanes pectorales sont employées dans le but de calmer l'irritation bronchique; mais il n'y a aucune amélioration. Une circonstance qui surtout est observée avec soin, est la quantité considérable des crachats : on les dirait, par leur nature et leur abondance, fournis par plusieurs cavernes pulmonaires considérables; cependant, l'auscultation, pratiquée de nouveau, empêche d'admettre leur existence. Il n'y a aucune apparence de pectoriloquie; seulement, la bronchophonie est modifiée; elle est exagérée, éclatante sous les clavicules, et en arrière le long de la colonne vertébrale. On ne constate même pas de gros râles muqueux; de plus, le pouls est calme; chose importante, le soir même, il ne dépasse pas 64-66 pulsations. (Potion avec tartre stibié, 0,30; extrait thébaïque, 0,03.)

Soir. Pouls calme, peau fraîche, ventre indolent, langue blanchâtre, ni nausées, ni vomissements, une selle liquide.

Du 15 au 20 mars, chaque jour la *même potion*, avec les mêmes doses, est administrée, et aucun phénomène spécial ne se manifeste du côté des organes digestifs; l'estomac et les intestins conservent la même intégrité; il n'y a ni nausées, ni vomissements, mais une seule évacuation liquide par jour; la toux et l'expectoration, surtout, ne sont pas modifiées; les crachats, jusqu'à ce moment, sont toujours abondants, épais, purulents.

Le 21 mars, pour la première fois, on note une légère diminution dans la quantité des crachats, lesquels n'ont point changé de nature. (Potion avec tartre stibié, 0,40; extrait thébaïque, 0,05.)

La même tolérance s'établit avec cette nouvelle dose, c'est-à-dire que l'émétique, ainsi donné à haute dose, ne provoque qu'une seule évacuation par jour; mais il n'y a ni nausées, ni vomissements.

Le 24, cette diminution de l'expectoration est positivement constatée, mais encore sa nature n'est point modifiée; du reste, la tolérance est complète; elle n'est pas même troublée par la quantité assez considérable d'aliments que mange le malade, aliments qui consistent en soupe, riz au lait, volaille et pain. (Potion avec tartre stibié, 0,45; extrait thébaïque, 0,05.)

Employée sans modification de dose jusqu'au 5 avril, *cette nouvelle potion* ne donne lieu à aucun trouble dans les organes digestifs : on eût dit, par les effets produits sur l'estomac, qu'elle ne contenait point d'émétique, et cependant, plusieurs fois, la certitude en a été acquise.

Le 6 avril, la diminution dans la quantité des crachats était bien sensible; ils paraissaient même moins épais, moins purulents, plus muqueux; aucune douleur n'existait dans le ventre ou à la poitrine; la respiration était fort régulière, le pouls très-calme; la poitrine, percutée de nouveau, présentait une sonorité générale, et le bruit respiratoire s'entendait beaucoup mieux partout; même à la base, il était plus distinct; la langue était blanchâtre, un peu rouge sur les bords et à la pointe. (Potion avec tartre stibié, 0,50; extrait thébaïque, 0,05.)

Cette augmentation de *tartre stibié* paraît exciter les organes digestifs; elle provoque des nausées, même de rares vomissements bilieux, jaunâtres, et quelques évacuations alvines copieuses; mais, sous cette influence, l'expectoration change évidemment de caractère : elle est plus muqueuse, perd de sa teinte jaune-verdâtre, devient blanchâtre; la diminution, dans sa quantité, est en même temps fort sensible.

Pendant trois jours, *la même dose de tartre stibié* est maintenue, l'estomac n'en est nullement fatigué; le malade continue à manger convenablement, et en même temps il prend cette potion sans dégoût, comme si elle n'eût contenu qu'un simple sirop. Au bout de ces trois jours, on constate encore des changements plus positifs dans l'aspect des crachats : ils sont rares, aqueux et blanchâtres. On remarque l'apparition de quelques pustules sur le voile du palais, sur les amygdales et la luette : ces pustules ont la plus grande analogie avec celles obtenues par les frictions de tartre stibié sur la peau ; elles provoquent un peu de gêne dans la déglutition, un sentiment de prurit dans la gorge. Quelques gargarismes adoucissants suffisent pour calmer cette irritation pharyngienne ; et cette bronchite chronique, rebelle à tant de moyens, si remarquable par cette expectoration puriforme et abondante, ne laisse plus de traces de son existence.

Ce fait est certainement l'un des plus décisifs que l'on puisse citer en faveur du tartre stibié. Son long usage, sa quantité considérable consommée par le malade, l'obligation d'augmenter graduellement les doses, la légère irritation manifestée vers la fin et qui s'est dissipée presque spontanément, l'éruption survenue dans le voile du palais, donnent, ce me semble, quelque intérêt à cette observation.

47ᵉ OBSERVATION. — Marie Videau, âgée de soixante-onze ans, ancienne domestique, a été douée d'une constitution robuste ; souvent elle a été sujette à des rhumatismes et à des bronchites : cette dernière affection a persisté depuis nombre d'années, mais elle était assez légère pour ne pas exiger les secours de la médecine. Vers le milieu de mars, elle prit une certaine intensité ; l'expectoration, qui jusqu'alors avait été presque nulle, commença à se montrer jaunâtre, épaisse et abondante. Il n'y avait ni douleur à la poitrine, ni gêne de la respiration, ni palpitations de cœur ; quelques accès fébriles se montrèrent sous le type tierce ; ils disparurent spontanément ; mais la bronchite devenant plus forte, Videau se décida à venir à l'hôpital. Elle y entra le 5 avril 1845, offrant l'état suivant : face colorée, céphalalgie intense, vertiges, pouls presque normal, peu développé ; toux fréquente, expectoration abondante de crachats épais, d'un jaune verdâtre, puriformes ; pas de douleur au thorax, ni de dyspnée ; percussion sonore par tout le thorax ; bruit respiratoire assez clair également dans presque toute l'étendue de la poitrine, obscur à la partie postérieure du côté droit ; battements du cœur étendus et réguliers ; langue blanche, inappétence, amertume de la bouche, ventre indolent, selles naturelles. (Tisane pectorale, looch avec extrait thébaïque, 0,03 ; sinapismes aux pieds.)

7. Pouls à 64, régulier ; toux assez fréquente, crachats abondants, épais, d'un jaune verdâtre, d'aspect purulent ; point de dyspnée, point de douleur sur les côtés de la poitrine, insensibilité complète du ventre, langue naturelle, amertume de la bouche, constipation. (Potion avec tartre stibié, 0,25 ; extrait thébaïque, 0,05.)

Soir. Pouls à 68, un peu plus développé que ce matin ; vomissements bilieux abondants, une seule évacuation liquide.

8. Pas de vomissements ; deux évacuations alvines liquides, ventre indolent ; toux, crachats abondants, épais et puriformes. (Potion avec tartre stibié, 0,30 ; extrait thébaïque, 0,05.)

Soir. Pouls à 80 pulsations, pas de vomissements, trois évacuations, ventre indolent ; crachats moins abondants, mais toujours épais et jaunâtres ; respiration normale ; percussion sonore dans toute l'étendue de la poitrine, bruit respiratoire assez sensible à la base du poumon droit.

9. Même état, moins de toux, pouls encore fréquent, à 80 ; ni nausées, ni vomissements. (Potion avec tartre stibié, 0,35 ; extrait thébaïque, 0,03.)

Soir. Un peu de chaleur à la peau, pouls à 80-88, un peu développé ; expectoration plus rare, moins épaisse, moins jaunâtre ; vomissements bilieux jaunâtres ; une seule évacuation liquide, ventre indolent.

10. Diminution notable de l'expectoration, moins d'intensité de la toux, diminution de la fièvre. On se borne à l'emploi de loochs simples, et au bout de quelques jours, sans autre médication, la bronchite cesse, ne laissant plus de traces de son existence.

48ᵉ OBSERVATION. — François (Jean), âgé de quarante-neuf ans, terrassier, est d'une bonne constitution, d'un tempérament sanguin. Il est sujet depuis onze ans à des fièvres intermittentes et à des bronchites. Chaque hiver, à peu près, à la suite du plus léger refroidissement, il survient un catarrhe qui dure deux ou trois mois.

Au commencement d'avril 1845, il fut pris d'une toux vive, accompagnée d'une expectoration muqueuse et jaunâtre ; il ressentit en même temps de la dyspnée, de la douleur près de l'appendice xiphoïde et au côté droit de la poitrine. Il y avait également de la fièvre, qui semblait avoir revêtu un caractère intermittent.

Entré le 14 mai 1845, ce malade présentait l'état suivant : face légèrement colorée, chaleur âcre de la peau, pouls peu développé et à 76-80 pulsations ; pas de céphalalgie, ni de vertiges ; toux fréquente, expectoration abondante de crachats muqueux, jaunâtres, épais et non sanguinolents ; peu de gêne de la respiration ; douleur vive sous l'appendice xiphoïde et au côté droit de la poitrine, augmentée par la toux et une forte inspiration ; percussion sonore dans tout le côté gauche, mais offrant une légère matité à droite, principalement sous l'aisselle ; respiration sonore et bien distincte dans tout le côté gauche ; bruit respiratoire légèrement affaibli sous la clavicule droite, mais principalement sous l'aisselle ; bronchophonie éclatante sous les clavicules ; battements du cœur réguliers ; langue blanche, inappétence, peu de soif ; ventre indolent, selles naturelles.

Du 14 au 18, on se borne à prescrire des loochs opiacés ; la fièvre a cessé, le pouls ne donne plus que 60 à 64 pulsations ; la toux, néanmoins, continue avec une certaine intensité, et l'expectoration est toujours abondante, épaisse et jaunâtre.

On commence alors le *tartre stibié* à la dose de 30 centigrammes, associé à 10 gouttes de *laudanum de Sydenham*. Cette potion est ainsi continuée, sous cette même forme, pendant dix jours, sans interruption.

Le premier jour, l'émétique provoque seulement des nausées, et, plus tard, des selles abondantes et multipliées ; le ventre ne devient le siége d'aucune douleur ; il n'y a pas de coliques ; le pouls se ralentit, tombe à 50 pulsations.

Dès le troisième jour, les crachats sont déjà moins abondants ; le lendemain, ils deviennent aqueux ; enfin, le 23, ils ont entièrement disparu. Le 25, il n'y avait plus de traces d'expectoration, et la toux avait cessé complétement.

49ᵉ OBSERVATION. — Sérvat (Martial), âgé de trente-deux ans, terrassier, est doué d'une bonne constitution, d'un tempérament sanguin.

Depuis l'hiver de 1844, il est presque constamment fatigué par une toux, qui revient avec une grande facilité; quelquefois, elle a été accompagnée d'une douleur vive au sternum, qu'un vésicatoire, sur cette partie, a fait disparaître. Le plus souvent, il y a eu une expectoration abondante, muqueuse et jaunâtre. Au mois d'août 1845, à la suite d'un refroidissement, cette bronchite se réveilla, provoquant de nouveau des douleurs à la base de la poitrine; il survint, en même temps, un fièvre peu forte, mais qui offrit un caractère continu, sans exacerbation manifeste.

Le 3 septembre 1845, Servat se rendit à l'hôpital; il se trouvait dans l'état suivant : légère chaleur de la peau, amaigrissement général, pouls à 90, peu développé; toux fréquente, expectoration abondante de crachats muqueux, épais, jaunâtres, puriformes; point de douleur au thorax, peu de dyspnée; percussion peu sonore sous la clavicule droite, en général assez naturelle partout ailleurs; râle muqueux au sommet du poumon droit, râle sous-crépitant à la base du même côté; à gauche, râles muqueux dans tout le côté, mais principalement à la base; bronchophonie sous chaque clavicule; battements du cœur réguliers et étendus; langue blanchâtre, inappétence, point de nausées, peu de soif; ventre indolent, selles rares. (Quatre ventouses scarifiées sont appliquées sur le sternum; plus tard, un emplâtre de poix de Bourgogne, saupoudré avec un gramme de tartre stibié, est placé entre les épaules.)

Il n'y a aucune amélioration réelle; les potions opiacées ne donnent pas de résultats meilleurs; plus tard, le kermès demeure inefficace. Ces diverses médications sont employées depuis l'entrée de ce malade jusqu'au 16 septembre. La bronchite n'avait été nullement modifiée; mais surtout l'expectoration, si abondante et d'aspect puriforme, paraissait devoir résister avec une grande opiniâtreté; le pouls était devenu calme, presque normal; les fonctions digestives s'exécutaient d'une manière fort naturelle.

C'est dans ces circonstances que l'on commença le *tartre stibié*.

Il fut administré depuis le 18 septembre jusqu'au 15 octobre. Les doses ne furent pas toujours semblables ; aussi, du 18 au 30 septembre, la dose était de **30** centigrammes ; du 30 septembre au 10 octobre, elle a été de **40** centigrammes ; enfin, les derniers jours, l'*émétique* a été porté à **50** centigrammes : toujours il y avait eu association de **5** centigrammes d'*extrait gommeux d'opium*.

Le premier jour de l'emploi du tartre stibié, il y eut des nausées fréquentes, quelques vomissements et une ou deux évacuations alvines. Mais bientôt, la tolérance s'est établie ; elle a continué tout le temps que le tartre stibié a été donné.

Les effets de ce médicament, sur la toux et l'expectoration, ont été très-lents. En effet, pendant les onze premiers jours de son emploi, il n'y avait aucun amendement. Le 29, pour la première fois, l'expectoration a paru moins abondante ; le 2 octobre, elle est devenue moins épaisse ; enfin, le 13 du même mois, les crachats avaient subi une modification bien sensible : ils étaient rares et blanchâtres ; le pouls avait toujours conservé le même calme et la même régularité. Une chose digne de remarque, c'est que, sous l'influence de ce traitement, ou du moins pendant l'action du tartre stibié, l'amaigrissement avait cessé de faire des progrès, et même les forces semblaient renaître. Ce malade sortit de l'hôpital le 30 octobre, étant très-bien.

50ᵉ OBSERVATION. — Mathei Mathéo, âgé de quarante-huit ans, italien, en France depuis deux ans, mouleur, est d'une bonne constitution, d'un tempérament sanguin.

Depuis plusieurs années, il est sujet à une bronchite qui, chaque hiver, prend une nouvelle intensité. En janvier 1846, il y eut recrudescence de l'affection catarrhale.

Le 20 mars, Mathéo se présente à l'hôpital. Sa santé ne paraît pas notablement altérée, la peau a peu de chaleur, le pouls est peu accéléré ; la toux, qui persiste depuis trois mois avec opiniâtreté, offre même une grande acuité ; elle est accompagnée d'une expectoration très-abondante, jaunâtre, épaisse, en un mot puriforme. Autour de l'appendice xiphoïde, il y a une douleur vive qu'augmentent les efforts de la toux; la respiration n'est point gênée; la poitrine résonne bien dans toute son étendue, le son est cependant plus faible à gauche. Vers les septième et huitième espaces intercostaux de chaque côté, on distingue des bulles de râles muqueux; à gauche, c'est un mélange de râle sibilant. Une bronchophonie plus éclatante qu'à l'état normal se fait entendre en arrière; la langue est blanche sans rougeur, l'abdomen insensible, l'appétit modéré, les selles sont naturelles. (Tisane pectorale, looch calmant; saignée du bras;— le sang obtenu présente un caillot consistant, recouvert d'une couenne épaisse et jaunâtre.)

Les quatre premiers jours, le malade prend une infusion pectorale, un looch avec l'extrait gommeux d'opium; mais son état ne s'améliore point, la toux continue avec la même force; en outre, l'expectoration devient même plus abondante. Chaque matin, on voit répandue sur le linge une quantité considérable de crachats tout à fait purulents. Le pouls, néanmoins, est calme; le soir, il ne dépasse pas 70 pulsations par minute. La percussion et l'auscultation ne fournissent aucun signe particulier. On ne distingue point ces râles sibilants et muqueux constatés lors de l'entrée du malade. Les organes abdominaux sont toujours exempts de phénomènes morbides.

25. On prescrit la potion suivante : (tartre stibié, 0,20; extrait thébaïque, 0,05.)

Le soir, il y a eu quelques nausées après la troisième cuillerée, mais point de vomissements; le pouls donne 74 pulsations.

26. Quatre selles liquides ont eu lieu pendant la nuit; l'abdomen est indolent, le pouls calme, la toux persiste, les crachats offrent le même aspect. (Même potion.)

Soir. Ni nausées, ni vomissements; quatre selles liquides après la quatrième cuillerée; pouls presque normal.

27. Même état. (Même traitement.)

Soir. La potion n'a excité ni dégoût, ni évacuations.

28. Le pouls est calme, la langue blanche; il n'y a point de douleur au ventre; les selles sont naturelles; l'expectoration est toujours épaisse, d'une couleur jaune-verdâtre. (Potion avec tartre stibié, 0,30; extrait thébaïque, 0,05.)

Soir. Le malade assure que ce remède ne produit sur lui aucune sensation pénible ; il ne ressent ni chatouillement à la gorge, ni brûlure au creux épigastrique. Son appétit est toujours bon, son alimentation est modérée, mais assez copieuse, composée de laitage, viande blanche, volaille, pain, fruits cuits, etc.

29. Il n'y a rien de nouveau. (Potion avec tartre stibié, 0,40 ; extrait thébaïque, 0,05.)

30. Pour la première fois, il est noté que l'expectoration a subi une modification sensible. Les élèves qui suivent la clinique constatent ce changement. Depuis deux jours, les crachats avaient paru moins abondants ; mais, pour tout le monde, aujourd'hui leur quantité a diminué d'une manière évidente ; en outre, ils sont moins épais, moins jaunes ; le pouls conserve le même calme ; l'abdomen est toujours insensible. (Potion avec tartre stibié, 0,45 ; extrait thébaïque, 0,05.)

Soir. Il n'y a eu ni nausées, ni vomissements, ni selles ; le pouls est à 66.

31. L'expectoration diminue sensiblement ; elle est moins épaisse, moins opaque ; le pouls offre toujours le même nombre de pulsations. (Potion avec tartre stibié, 0,50 ; extrait thébaïque, 0,08.)

Soir. Il n'y a pas eu de nausées.

1er avril. La diminution des crachats est bien manifeste ; ils deviennent, en outre, aqueux ; aucune douleur ne se fait sentir au ventre ou au thorax. (Même potion.)

2. L'expectoration est presque nulle. (Même potion.)

3. La potion stibiée est supprimée. Le malade reste dans la salle jusqu'au 15 : il sort, à cette époque, parfaitement rétabli, ne toussant et ne crachant point, éprouvant ce bien-être que procure une guérison solide.

54e OBSERVATION. — Sartoulet (Bernard), âgé de trente-quatre ans, colporteur, de Barbezieux, a, depuis quatre ans, une bronchite pour laquelle il est souvent venu à l'hôpital. Des saignées, des ventouses scarifiées, quelques potions calmantes, ont amélioré son état.

Le 10 avril 1846, il entre à la clinique, se plaignant d'une toux qui, depuis deux mois, a pris une grande intensité. L'expectoration est abondante, épaisse, opaque, jaunâtre, purulente; il y a de la dyspnée et des palpitations de cœur; le pouls donne 92 pulsations; aucune douleur ne se fait sentir au thorax; la percussion est, en général, assez sonore; l'auscultation fournit quelques phénomènes particuliers. Au sommet du poumon droit, l'expiration s'accompagne d'un râle sibilant; sous l'aisselle et en arrière, c'est du râle muqueux. A gauche, au-dessus et au-dessous de la clavicule, on distingue encore un râle sibilant, lequel se retrouve vers les cinquième et sixième espaces intercostaux. Point de craquements aux fosses sus et sous-épineuses, point de retentissements anormaux de la voix sous les clavicules et sur les côtés du thorax; les battements du cœur sont précipités, les deux bruits très-distincts; la langue est naturelle, le ventre indolent, l'appétit modéré. (Saignée du bras, sang très-couenneux.)

Du 11 au 13. Persistance de la toux, mêmes caractères des crachats, c'est-à-dire épais, opaques, purulents et très-abondants. (Potion avec tartre stibié, 0,30; extrait thébaïque, 0,03.)

Soir. Pouls à 72; vomissements bilieux et verdâtres après la troisième cuillerée de potion; quelques tranchées dans le ventre, une seule évacuation.

14. Même état. (Même potion.)

15. Crachats de même nature, de même aspect. La tolérance de l'estomac pour le tartre stibié est établie. (Tartre stibié, 0,35; extrait thébaïque, 0,05.)

Soir. Ni nausées, ni vomissements, ni selles.

Du 16 au 20. Diminution sensible dans la quantité des crachats, qui sont toujours épais et purulents; aucune douleur à la gorge et à l'abdomen, pouls à 80. (Potion tartre stibié, 0,40; extrait thébaïque, 0,05.)

Les 21, 22, 23, 24, le malade prend la potion *tartre stibié, 0,50; extrait thébaïque, 0,08.* Dans cet intervalle, non-seulement la quantité des crachats diminue, mais leur aspect change entièrement: ils deviennent moins épais, muqueux, perdent leur consistance. Le 25, ils sont rares et aqueux.

26. La potion stibiée est supprimée, vu l'état satisfaisant du malade, qui veut sortir le 27.

52° OBSERVATION. — Mingault Valery, âgé de quarante-neuf ans, terrassier, d'une bonne constitution, voyage depuis trois ans pour chercher de l'ouvrage. Dans ce but, il visite fréquemment Toulon, Marseille, Toulouse. Depuis cette époque, il est sujet à une bronchite, qui, dès le début, a été accompagnée d'une expectoration abondante. Dans les hôpitaux de ces différentes villes où il a été obligé de s'arrêter, l'intensité de la toux a cédé aux traitements mis en usage, mais la sécrétion bronchique a toujours persisté.

Le 20 juin 1846, Mingault se présente à l'hôpital. Il paraît jouir d'un embonpoint satisfaisant, il n'est point amaigri; rien n'indique chez lui, extérieurement, un état maladif; mais il a une toux avec expectoration très-abondante, épaisse, verdâtre, qui le fatigue beaucoup. Il n'a pas d'oppression, ni de palpitations de cœur; la poitrine résonne bien dans toute son étendue. Dans tout le côté droit, l'auscultation fait distinguer un râle muqueux; à gauche, la respiration est seulement rude; les battements du cœur sont réguliers; l'appétit est bon, la langue blanche, l'abdomen indolent.

Les quatre premiers jours, les soins hygiéniques, le repos, des potions calmantes, ne produisent aucune amélioration. La toux est moins vive, mais l'expectoration n'est point modifiée : toujours aussi abondante, toujours aussi épaisse, elle serait certainement considérée comme le produit d'une caverne pulmonaire, par celui qui n'examinerait que ce seul phénomène morbide.

24. On prescrit la potion suivante : (tartre stibié, 0,20; extrait thébaïque, 0,05.)

25. Aucun changement n'a eu lieu. La tolérance s'est établie parfaitement, et même, sans amener de trouble dans les fonctions digestives, on a pu, jusqu'au 29, élever la dose du tartre stibié de 5 centigrammes chaque jour, celle de l'extrait thébaïque restant au même point. En effet, pendant cet intervalle, le malade n'a ressenti aucune douleur; il n'a éprouvé ni nausées, ni vomis-

sements; il a mangé avec appétit, les selles ont été naturelles.

30. Il est facile de constater une modification dans les crachats : ils sont moins épais, moins abondants. Le pouls est calme ; les organes digestifs sont exempts de douleur.

Du 1ᵉʳ juillet au 4, le malade prend la potion avec *tartre stibié, 0,40; extrait thébaïque, 0,05*; du 5 au 9 du même mois, le *tartre stibié* est porté à 0,45. Dans cette dernière période surtout, les crachats présentent une différence très-grande dans leur nature et leur quantité : ils sont aqueux, presque incolores, et peu abondants.

Encouragé par un succès sussi inespéré, cette médication est continuée, et la potion est composée, les quatre jours suivants, de *tartre stibié, 0,50*, et *extrait thébaïque, 0,08*. Encore même tolérance, et, de plus, diminution presque absolue des crachats, qui ne paraissent constitués que par de la salive.

Le 20, Mingault sort guéri d'une affection qui, depuis trois ans, avait résisté à divers traitements.

53ᵉ OBSERVATION. — Jean Tarris, âgé de vingt-cinq ans, cordonnier, d'une constitution délicate, d'un tempérament nerveux, avait, depuis le mois d'avril 1846, une bronchite dont il ne pouvait se débarrasser. Il était venu à l'hôpital, y était resté une vingtaine de jours, mais n'avait été que médiocrement soulagé.

Le 22 juin 1846, il y revient : le pouls donnait alors 68-72 pulsations par minute, il était développé ; il y avait de la céphalalgie ; la toux était fréquente, l'expectoration abondante de crachats épais, jaunâtres, d'aspect purulent; il n'y avait pas d'oppression, pas de douleur le long du sternum; le thorax était, en général, sonore; il l'était moins, cependant, sous la clavicule gauche : en ce dernier point, on distinguait des râles muqueux ; on les retrouvait encore, du même côté, plus forts en arrière; à droite, la respiration était naturelle, les battements du cœur n'offraient aucune particularité; la langue était jaunâtre, le ventre indolent, il y avait de la constipation.

Un vésicatoire fut placé à une cuisse, des ventouses scarifiées furent appliquées le long du sternum et au côté gauche de la poitrine; de plus, on administra des loochs opiacés; mais tous ces moyens n'amenèrent aucune amélioration.

Le 24, le pouls était toujours calme, la toux intense, les crachats d'aspect purulent; ils étaient toujours très-abondants. (Potion avec tartre stibié, 0,20; extrait thébaïque, 0,04.)

Cette potion fut continuée jusqu'au 30; pendant ce temps, la tolérance fut presque constante. Le premier jour, et à la première cuillerée seulement, il y eut des vomissements; depuis, ils n'eurent pas lieu; la diarrhée ne se manifesta pas : il y eut plutôt de la constipation. Quant aux phénomènes thoraciques, à la toux, à l'expectoration, ils ne furent point modifiés.

Le 1er juillet, la dose du *tartre stibié* fut portée à 40 centigrammes, et administrée de la sorte jusqu'au 17 du même mois. La tolérance fut encore complète; on fut même obligé de donner des lavements pour provoquer des évacuations; il n'y eut pas même de nausées; l'appétit était conservé et satisfait convenablement : le malade mangeait, en effet, de la soupe, du poisson, du pain, du laitage, quelquefois même de la viande.

Dès le premier jour de l'emploi du tartre stibié à la dose de 40 centigrammes, l'expectoration fut sensiblement diminuée; dix jours après, son caractère fut changé : elle devint moins épaisse, plus aqueuse, blanchâtre. Pendant cet intervalle, il se déclara une céphalalgie très-intense, qui fut dissipée par l'emploi d'un vésicatoire à la nuque; plus tard, une douleur se fit sentir au niveau du sternum, et fut assez rapidement enlevée par un vésicatoire placé sur cette partie.

Le 17 juillet, la bronchite avait presque entièrement cessé, et le malade n'est resté quelques jours de plus à l'hôpital que pour compléter sa guérison.

54e OBSERVATION.—Pelous (François), âgé de cinquante-trois ans, charpentier, d'une constitution moyenne, d'un tempérament sanguin, était depuis trois mois sujet à une toux fréquente, laquelle était accompagnée d'une expectoration abondante, épaisse et verdâtre; il n'avait pas de dyspnée, point de douleur dans les côtés de la poitrine; jamais il n'avait eu de fièvre.

Pelous entre à l'hôpital le 25 juin 1846, et présente l'état suivant : pouls un peu développé, à 80 pulsations par minute; point de chaleur de la peau, ni de coloration animée du visage; toux fréquente, expectoration abondante, épaisse, jaune-verdâtre, puriforme; respiration fort calme; point de douleur en un point précis du thorax; poitrine sonore à peu près dans toute son étendue; râles muqueux simples sous les clavicules; point de gargouillement, ni bronchophonie exagérée; langue naturelle, inappétence, peu de soif, ventre indolent, selles naturelles. (Saignée du bras— caillot consistant, recouvert d'une couenne molle et épaisse.)

26. Même état. (Tisane pectorale, looch avec extrait thébaïque, 0,03.)

27. Pouls à 66-70 pulsations, régulier; toux fréquente, expectoration abondante, purulente, jaunâtre. (Potion avec tartre stibié, 0,20; extrait thébaïque, 0,03.)

Soir. Pouls à 68, trois évacuations, pas de nausées.

28. Ni selles, ni vomissements; langue blanchâtre, pas de soif, appétit, ventre indolent; même toux, même nature, même quantité de l'expectoration; pouls à 64. (Potion avec tartre stibié, 0,25; extrait thébaïque, 0,03.)

Soir. Peau naturelle, pouls à 72, assez développé; ni nausées, ni vomissements, une seule évacuation alvine consistante; expectoration moins abondante, jaunâtre et très-épaisse; moins de toux.

29. Pouls à 64-68; respiration très-calme, moins de toux, sommeil tout à fait naturel, crachats toujours puriformes, jaunâtres, mais un peu moins abondants; sonorité générale dans tout le thorax; quelques râles muqueux légers sous les clavicules; bruit respiratoire assez pur à la base de chaque poumon. (Potion avec tartre stibié, 0,30; extrait thébaïque, 0,03.)

Soir. Pouls à 76; une selle liquide, point de vomissements.

30. Même état. (Potion comme hier.)

1er juillet. Pouls naturel, peau fraîche, expectoration sensiblement moins abondante, un peu moins épaisse, moins jaunâtre, d'aspect moins purulent; respiration naturelle, sommeil très-calme toute la nuit dernière; langue jaunâtre, appétit, pas de soif, point de vomissements, ventre insensible à la pression, une seule selle liquide. (Potion avec tartre stibié, 0,40; extrait thébaïque, 0,05.)

Soir. Le malade se lève, se promène dans la salle, bien qu'il prenne, cependant, sa potion avec une grande exactitude; mais il n'en est nullement fatigué; il n'éprouve pas de nausées et n'a eu aucune évacuation alvine.

2. Expectoration beaucoup moins abondante, moins épaisse, moins jaunâtre; elle tend à prendre un aspect blanchâtre; moins de toux, pouls calme, respiration nullement gênée. (Potion avec tartre stibié, 0,40; extrait thébaïque, 0,05.)

Soir. Ni nausées, ni vomissements, ni selles.

3 et 4. (Même potion.) Même tolérance.

5. Expectoration presque nulle, blanchâtre, aqueuse; peu de toux, pouls calme, sentiment d'un bien-être général. (Potion avec tartre stibié, 0,45; extrait thébaïque, 0,05.)

Dès ce moment, l'amélioration est très-grande. Pendant huit jours encore, le tartre stibié est donné à doses décroissantes, dans le but de consolider la guérison, qui est complète. Le malade sort de l'hôpital le 25 juillet.

55ᵉ OBSERVATION. — Bolas (Bernard), âgé de trente-sept ans, espagnol, terrassier, domicilié à La Teste, a eu souvent des fièvres intermittentes que le sulfate de quinine enlevait promptement. En outre, depuis deux ans, il avait une toux assez vive qui s'exaspérait avec la plus grande facilité. L'hiver surtout, elle devenait plus vive, s'accompagnait d'une exudation abondante et puriforme.

Le 15 juillet 1846, Bolas vient à l'hôpital réclamer les secours de l'art. Depuis un mois, il était obligé de travailler dans un canal, les pieds toujours dans l'eau, le reste du corps souvent couvert de sueur. La sécrétion bronchique avait augmenté, la toux était continue, il n'y avait point cependant d'oppression; le thorax était régulièrement conformé, résonnait dans toute son étendue, excepté près du sein droit : en ce dernier point, on distinguait des râles sibilants et muqueux, et, en arrière, du râle sous-crépitant; à gauche, la respiration était seulement obscure; les battements du cœur étaient réguliers; la langue avait un enduit blanchâtre; il n'y avait ni nausées, ni douleur au ventre, ni constipation.

Le 17. Après avoir, les jours précédents, préparé le malade par des tisanes et potions gommeuses, on commence la potion avec le *tartre stibié*, 0,30, et *extrait thébaïque*, 0,05. Il est à remarquer que les crachats, malgré le repos et des soins hygiéniques, avaient conservé leur densité, leur couleur, en un mot, les caractères précédemment indiqués. Les deux premiers jours, l'effet de la potion sur les organes digestifs et respiratoires, est à peu près nul; l'expectoration n'est point modifiée : il y a eu seulement quelques nausées et une selle liquide chaque jour. Du reste, le ventre est toujours insensible. On observe seulement un ralentissement dans le pouls : au lieu de 64 pulsations, on n'en trouve plus que 40, même le soir.

Le 20, on constate une diminution sensible dans les crachats, qui ont cependant toujours le même aspect; la toux est moins vive, le pouls donne 52 pulsations; il n'y a point de dyspnée, le ventre n'est point sensible. (Potion avec tartre stibié, 0,40; extrait thébaïque, 0,0⁵.)

Le soir, le pouls est à 40; il y a eu deux selles liquides.

21. Même état. (Même potion.)

22. La diminution des crachats est bien sensible; le pouls est toujours régulier, lent; le sommeil calme, la respiration facile et libre, aucune douleur ne se montre au thorax ou à l'abdomen, les selles sont rares. (Potion avec tartre stibié, 0,45; extrait thébaïque, 0,05.)

Soir. Le pouls est à 48; il n'y a eu ni nausées, ni vomissements, ni selles.

23. Les crachats rares conservent encore une certaine densité : ils sont visqueux, s'attachent au linge sur lequel ils sont projetés. Le pouls donne 58 pulsations, la langue est bonne, l'appétit conservé. (Potion avec tartre stibié, 0,30; extrait thébaïque, 0,05.)

24. L'expectoration est aqueuse, blanchâtre, presque nulle;

on dirait du fluide salivaire; le pouls est à 52, la toux devient rare, les organes digestifs sont toujours insensibles; la tolérance du tartre stibié est entière.

Les jours suivants, on persiste dans l'administration du *tartre stibié*, en diminuant la dose chaque jour de 5 centigrammes; en sorte que, le 27, la potion se trouve réduite à, tartre stibié, *0,10*, et *extrait thébaïque, 0,03*. Plus tard, elle est supprimée, et, le 30, le malade sort dans un état fort satisfaisant : les traces de la bronchite sont entièrement effacées.

56e OBSERVATION. — Jean Lafosse, âgé de vingt-neuf ans, est d'une constitution fort délicate, d'un tempérament lymphatique; il est tanneur, habite un rez-de-chaussée humide et mal aéré; il se nourrit habituellement assez bien. L'hérédité ne peut avoir aucune influence sur l'affection dont il est porteur aujourd'hui; mais, depuis dix ans, il était sujet au flux hémorroïdal, qui coulait assez régulièrement chaque mois, et qui est supprimé depuis un an et demi.

En 1844, à la suite d'un refroidissement, Lafosse eut une toux fréquente, laquelle était accompagnée d'une vive douleur dans le côté droit de la poitrine. Une application de sangsues fut faite à l'anus et amena une rapide amélioration; mais, au bout de quatre mois, une hémoptysie eut lieu, assez abondante; le sang rouge vermeil qui fut expectoré à cette époque, pouvait être évalué à 400 grammes environ. Une saignée du bras fut immédiatement pratiquée. Depuis lors, la toux a été presque continue, l'expectoration n'a plus été sanglante, mais elle est devenue jaunâtre, assez épaisse, abondante; parfois, il y a eu un peu de dyspnée et quelques douleurs vagues dans la poitrine. En général, la fièvre a été peu intense, ou même le plus souvent presque nulle; l'amaigrissement n'a jamais été bien prononcé.

Le 30 juillet 1846, Lafosse vient à l'hôpital; il est plus souffrant depuis deux mois; il offre les phénomènes suivants : pouls calme, à 64 pulsations, régulièrement développé; face pâle, pommettes un peu saillantes; néanmoins, conservation de l'embonpoint général; toux fréquente, expectoration abondante, épaisse, jaune-verdâtre, puriforme, non sanglante ; point de dyspnée ; douleurs vagues, obtuses, erratiques dans la poitrine ; percussion sonore, en général, dans toute l'étendue du thorax, mais offrant un peu de matité à la base du poumon droit ; sous la clavicule droite, râle sibilant, mais il n'y a aucune apparence de gargouillement, ni de pectoriloquie ; au niveau des quatrième et cinquième espaces intercostaux, respiration sèche, râpeuse ; râles sibilants sous l'aisselle ; à gauche, bruit respiratoire naturel sous la clavicule, accompagné, sous le mamelon, de râles sibilants ; aucun retentissement anormal de la voix ; battements du cœur sonores et étendus ; langue blanche, ventre indolent, inappétence, selles naturelles. (Potion avec tartre stibié, 0,30 ; extrait thébaïque, 0,05.)

Soir. Pouls à 60 pulsations, régulier ; point de gêne de la respiration, pas de vomissements, deux selles liquides, ventre indolent, langue blanche ; même toux, même expectoration.

31. Pouls à 64-68 ; aucune modification dans la toux et la nature des crachats ; trois selles liquides, point de nausées, ventre insensible à la pression. (Potion avec tartre stibié, 0,30 ; extrait thébaïque, 0,05.)

Soir. Pouls à 56 pulsations, régulier ; crachats un peu moins abondants, mais toujours puriformes ; pas de dyspnée, aucune douleur dans la poitrine ; deux selles liquides, point de vomissements.

1er août. Même état. (Même potion.)

2. Expectoration bien moins copieuse et de nature différente, c'est-à-dire moins épaisse, moins jaunâtre ; pouls calme, à 60-56 pulsations, régulier ; point de dyspnée ; tolérance du médicament. (Potion avec tartre stibié, 0,30 ; extrait thébaïque, 0,05.)

Soir. Le malade se lève, mange avec plaisir, supporte parfaitement bien la potion sans en être fatigué ; le pouls est fort calme ; la nuit, le sommeil n'est point agité ; il y a, non-seulement pour les phénomènes thoraciques, une amélioration sensible, mais elle est encore non moins réelle pour l'ensemble de l'organisation.

3. Expectoration rare, aqueuse et blanchâtre ; pouls à 60 pulsations, fort régulier ; peu de toux, point de gêne de la respiration. (Potion stibiée comme hier.)

Soir. Tolérance parfaite.

4. Le malade ne tousse, ne crache plus et se trouve parfaitement bien ; il veut quitter l'hôpital.

Il est difficile d'obtenir un succès plus prompt et plus satisfaisant. Cinq jours ont suffi pour guérir une bronchite ancienne et très-opiniâtre.

57ᵉ OBSERVATION. — Jacques Baron, âgé de trente-deux ans, charpentier, d'une forte constitution, d'une stature élevée, d'un tempérament lymphatico-sanguin, est issu de père et mère qui jouissent encore d'une bonne santé.

Dans le mois d'avril 1845, Baron, à la suite d'un refroidissement brusque, eut une hémoptysie qui nécessita plusieurs saignées du bras. Au bout de quelques jours, le crachement de sang disparut, mais il resta une toux fréquente et sèche ; la fièvre, qui avait été assez intense au début, se dissipa rapidement : une amélioration réelle eut lieu pendant plusieurs mois. En mars 1846, après une nouvelle suppression de transpiration, la toux revint ; les crachats n'étaient plus sanglants comme précédemment ; ils étaient épais et jaunâtres. Cet état s'est prolongé avec des alternatives de bien et de mal jusqu'au 5 août 1846, époque à laquelle Baron est entré à l'hôpital.

Voici les phénomènes qu'on observait : pouls large, plein, dur, à 108 pulsations ; facies un peu amaigri, pommettes colorées, embonpoint assez bien conservé dans le reste du corps ; toux fréquente, surtout la nuit ; expectoration abondante, épaisse, verdâtre, puriforme ; légère dyspnée ; palpitation de cœur à la suite d'une marche un peu prolongée ; battements de cet organe étendus, forts, distincts à l'épigastre ; thorax bien conformé, sonore dans toute son étendue, excepté cependant au sommet de chaque mamelon, où il y a un peu de matité ; bruit respiratoire pur et distinct sous chaque clavicule, effacé à la base par des râles sibilants sonores. (Une saignée du bras fut immédiatement pratiquée : le caillot était petit, dense, consistant, recouvert d'une couenne mince et jaunâtre.)

Le 11, on commence le *tartre stibié* à la dose de **30** centigrammes, unis à **5** centigrammes d'extrait thébaïque. L'*émétique* est ainsi continué jusqu'au 20 du même mois. Dès les premiers jours, il détermine deux ou trois évacuations alvines ; plus tard, il provoque des vomissements copieux ; la toux est toujours aussi intense, l'expectoration est encore abondante, épaisse et verdâtre ; cependant, le pouls ne dépasse pas 64 pulsations ; aucune douleur n'existe ni à la poitrine, ni au ventre.

Le 21 août, le *tartre stibié* est porté à **40** centigrammes ; il est administré à cette dose jusqu'au 23. La tolérance s'est établie, l'expectoration a diminué de quantité, mais sa nature n'est point encore modifiée.

Du 23 août au 3 septembre, la dose du *tartre stibié* est portée à **50** centigrammes, celle de l'*extrait thébaïque* est de **1** décigramme : la tolérance a lieu deux jours ; le troisième, il survient trois évacuations alvines liquides ; néanmoins, le ventre n'est point douloureux, la langue est blanchâtre, la quantité des crachats a sensiblement diminué, et ils paraissent un peu moins épais ; le pouls, qui jusqu'alors avait été si calme, prend une certaine fréquence, il arrive à 90-96 pulsations ; il y a même une excitation générale bien évidente. Le soir, le visage se colore, la peau est chaude.

Pendant deux jours, le *tartre stibié* est suspendu ; le malade ne prend qu'une simple tisane adoucissante et un looch légèrement opiacé : le calme revient, l'excitation fébrile cesse complétement.

Le 6, on reprend le *tartre stibié* à la dose de **30** centigrammes ; il est donné de la sorte pendant six jours. Durant cette période, il détermine une diarrhée, mais point de vomissements ; il se manifeste des coliques, des douleurs aiguës à l'épigastre et dans le reste du ventre ; mais l'expectoration a changé d'aspect : elle est devenue beaucoup plus rare, aqueuse et blanchâtre.

L'irritation qui est survenue dans les voies digestives, oblige de cesser le tartre stibié ; l'épigastre est devenu le siége d'une douleur très-vive ; il est sensible à la plus légère pression. On applique deux ventouses scarifiées à l'épigastre, la douleur disparaît; mais la bronchite a tellement diminué, que le malade quitte l'hôpital le 18 septembre.

58ᵉ OBSERVATION. — Guélin (Marie), âgée de trente-huit ans, mariée, a eu trois enfants; elle vient de sevrer le dernier. Chaque grossesse a suivi sa marche d'une manière très-heureuse. Cette femme, d'une bonne constitution, d'un tempérament sanguin, a toujours été bien menstruée.

Depuis six ans, elle est sujette à une toux qui a pris souvent une certaine intensité. Des vésicatoires aux bras, des loochs opiacés, une application de sangsues et des purgatifs, ont été les principaux moyens mis en usage; néanmoins, la toux persistait; souvent elle était accompagnée de gêne de la respiration et de fièvre.

Dans le courant du mois de juillet 1846, la bronchite reparut; mais cette fois elle était accompagnée d'une expectoration abondante, épaisse, jaune-verdâtre. Une douleur vive existait autour de l'appendice xiphoïde; la respiration était gênée; de plus, il y avait de la fièvre, qui, au début, parut être intermittente, irrégulière, mais qui, plus tard, se caractérisa d'une manière plus évidente, et devint continue avec des exacerbations indéterminées.

Le 7 août, Guélin entre à l'hôpital : chaleur modérée de la peau, pouls assez ample, à 84 pulsations; toux fréquente, expectoration abondante de crachats muqueux, épais, jaunâtres; quelques-uns, en petit nombre, sont aqueux et diffluents; douleur sous l'appendice xiphoïde, augmentant lors de la toux; dyspnée, percussion sonore dans toute la poitrine; râles sibilants sonores; rhuncus très-forts, distincts dans toute la poitrine, même perceptibles à une certaine distance, sans qu'il y ait besoin d'appliquer l'oreille ou le stéthoscope sur la poitrine du malade; battements du cœur masqués par les râles que je viens de mentionner; langue un peu rouge sur les bords, blanchâtre au centre; inappétence, amertume de la bouche, ventre indolent, selles naturelles.

Du 7 au 12, on prescrit l'extrait gommeux d'opium, l'oxide blanc d'antimoine, un vésicatoire à une cuisse, des sinapismes aux jambes; mais il n'y a aucune amélioration dans l'état du malade.

Le 12. Pouls à 68-72, régulier; toux fréquente, revenant par quintes; expectoration abondante, muqueuse, épaisse, jaune-verdâtre; encore un peu de dyspnée; percussion sonore dans toute l'étendue de la poitrine; râles sibilants sonores, perceptibles dans tout le thorax. (Potion avec tartre stibié, 0,20; extrait thébaïque, 0,03.)

Soir, Pouls petit, déprimé; vomissements copieux après chaque cuillerée de potion, deux selles liquides, légère prostration des forces.

13. Ni vomissements, ni selles; pouls moins petit qu'hier soir, à 64-68; toux toujours fréquente, respiration moins gênée, expectoration de même nature; râles sibilants moins sonores dans le côté droit de la poitrine, aussi prononcés dans le côté gauche. (Même potion que le 12.)

Soir. Point de vomissements, une seule évacuation diarrhéique; ventre indolent, langue blanchâtre, crachats moins abondants, mais aussi épais et jaunâtres; respiration moins gênée.

14. Point de vomissements, une seule évacuation liquide; pouls à 64 pulsations, régulier; sommeil fort calme toute la nuit dernière; moins de toux, crachats réellement moins abondants, moins épais, moins consistants; respiration nullement accélérée; percussion sonore dans toute l'étendue de la poitrine; râles sibilants moins sonores et seulement distincts au-dessous de chaque mamelon. (Potion avec tartre stibié, 0,20; extrait thébaïque, 0,03.)

Soir. Deux selles liquide, pouls calme.

15. Expectoration plus rare, plus aqueuse, moins jaunâtre; toux peu fréquente; point de dyspnée. (Potion avec tartre stibié, 0,20; extrait thébaïque, 0,03.)

Soir. Deux vomissements bilieux et jaunâtres, une seule évacuation liquide, ventre indolent, peu de toux.

16. Expectoration presque nulle et blanchâtre, pouls calme, peu de toux, respiration fort naturelle; les rhuncus, si distincts lors de l'entrée de cette malade à l'hôpital, ne s'entendent plus; le bruit respiratoire est pur et normal dans toute la poitrine.

La *potion stibiée* est encore continuée les 17 et 18; le 19, la guérison était complète.

59ᵉ OBSERVATION. — Gamilh (Antoine), âgé de trente-sept ans, du Cantal, portefaix, est d'une constitution bonne, d'un tempérament sanguin.

Depuis plusieurs années, il est venu à l'hôpital, tantôt pour des irritations intestinales, le plus souvent pour des bronchites que divers traitements ont toujours améliorées.

En juillet 1846, après s'être exposé à un courant d'air frais, le corps étant en sueur, la toux prit une nouvelle intensité. A la suite de quintes réitérées, les crachats furent teints de sang; plus tard, ils devinrent épais, jaunâtres, tels que les présente une bronchite passée à l'état chronique. Quelques accès fébriles se joignirent à cette affection catarrhale, mais ils disparurent spontanément. Jamais la fièvre ne fut continue.

Le 7 septembre 1846, jour de l'entrée du malade à l'hôpital, la toux est vive, fréquente; l'expectoration abondante, épaisse, verdâtre, analogue à celle que fourniraient de larges cavernes; il n'y a ni dyspnée, ni fièvre; la percussion ne fournit aucun signe particulier; quant à l'auscultation, il n'en est pas de même : au sommet du poumon gauche, on entend, pendant l'inspiration, des râles muqueux qui deviennent plus distincts près de la base. Dans la fosse sus-épineuse, ce sont de petits craquements. Il n'y a rien de caractéristique à la fosse sous-épineuse et à l'aisselle; point de retentissement anormal de la voix. A droite, la respiration s'entend bien partout; au sommet, elle s'accompagne de quelques bulles isolées de râles muqueux, devient bronchique sous l'aisselle; en arrière, la bronchophonie n'est point exagérée; les battements du cœur sont réguliers, les deux bruits bien distincts.

Du 7 au 25, le malade est soumis au traitement ordinaire de cette affection. Tisanes adoucissantes, potions avec l'extrait thébaïque, puis le kermès, l'oximel scillitique, purgatifs doux, vésicatoires : ces moyens échouent entièrement. La bronchite persiste avec la même intensité, l'expectoration est toujours abondante et puriforme; néanmoins, le pouls est régulier, les organes abdominaux ne dénotent aucune souffrance.

26. On donne une potion ainsi composée : (tartre stibié, 0,20; laudanum de Sydenham, 15 gouttes.)

Soir. Le pouls donne 60 pulsations. Il y eu quelques nausées après la première cuillerée.

27. Le pouls est à 64. On constate déjà une faible diminution dans la quantité des crachats, qui sont cependant encore bien épais. La bouche est amère, pâteuse. (Même potion stibiée.)

Soir. Le médicament n'a produit qu'une seule évacuation alvine.

28. Les crachats sont moins nombreux et moins épais, le pouls est toujours régulier; aucun phénomène morbide ne se montre du côté des organes digestifs; l'appétit est bien conservé. (Tartre stibié, 0,30; laudanum de Sydenham, 15 gouttes.)

Soir. Il n'y a rien de particulier, le pouls est calme.

29. La toux est moins forte, les crachats sont aqueux, blanchâtres, rares; aucune douleur ne se fait sentir au thorax ou à l'abdomen, les évacuations alvines sont naturelles, l'appétit est bon, nullement altéré, la soif modérée; il n'y a ni châtouillement, ni chaleur à la gorge. (Même potion stibiée.)

30. L'expectoration est presque nulle; le malade exprime vivement la joie qu'il éprouve, en voyant la disparition de ces crachats, autrefois si abondants et si épais.

Le 1er octobre, Gamilh est considéré comme convalescent : il sort guéri le 5.

60e OBSERVATION. — Uza, âgé de vingt-quatre ans, espagnol, à Rouen depuis un an, serrurier, d'une bonne constitution, d'un tempérament sanguin, vient à l'hôpital le 22 septembre 1846.

Antécédents : début en mars dernier par une toux fréquente, suivie d'une expectoration aqueuse et très-abondante. Un séjour pendant un mois à l'hôpital de Rouen, où on donne des potions calmantes et des tisanes adoucissantes, procura quelque amélioration. Bientôt après, sous l'influence des vicissitudes atmosphériques, l'affection reparut; mais le malade continua de travailler.

Souvent, la fréquence et l'intensité de la toux le forçaient à s'arrêter. Dans le mois de juillet, il vint à pied de Rouen à Bordeaux. Ce fut dans cette circonstance que la bronchite dont Uza était atteint, s'exaspéra. Il eut de la fièvre, quelques douleurs au thorax, principalement au sternum; un peu dyspnée parfois; la toux était plus vive, l'expectoration jusqu'alors aqueuse devint épaisse et jaunâtre.

Lors de l'entrée d'Uza, on reconnut l'état suivant : amaigrissement assez prononcé, chaleur de la peau naturelle, pouls calme, toux vive, expectoration abondante, épaisse, consistante, jaunâtre, puriforme; point de douleur au thorax; percussion sans indice particulier. Auscultation : à gauche, quelques faibles craquements aux fosses sus et sous-épineuses, râles muqueux à bulles moyennes sous la clavicule. Mêmes râles au sommet du poumon droit; point de pectoriloquie, ni de gargouillement; battements du cœur réguliers, langue blanche, ventre indolent, selles naturelles. (Tisane pectorale, looch calmant, laitage pour aliment.)

Du 22 au 25. État stationnaire.

26. Crachats toujours abondants et puriformes; toux fréquente, pouls calme. (Potion avec tartre stibié, 0,20; laudanum de Sydenham, 15 gouttes.)

Soir. Peau naturelle, pouls à 68; quelques nausées après la première cuillerée de potion; trois selles liquides.

27. Pouls à 56, vomissements pendant la nuit d'un liquide blanchâtre; toux moindre, expectoration moins abondante, mais ayant le même aspect. (Même potion stibiée.)

Soir. Ni nausées, ni évacuations alvines.

28. Pouls normal, sommeil calme la nuit dernière, peu de toux, diminution sensible des crachats, qui semblent moins épais; point de dyspnée, point de douleur au ventre. (Potion avec tartre stibié, 0,25; laudanum de Sydenham, 15 gouttes.)

29. Même état; tolérance parfaite du tartre stibié. (Même potion stibiée.)

30. Crachats épais, opaques, verdâtres, d'aspect purulent, mais moins nombreux. Du reste, soulagement notable; peu de toux,

sommeil bon chaque nuit, point de diarrhée. (Potion avec tartre stibié, 0,30 ; laudanum de Sydenham, 15 gouttes.)

Soir. Pouls à 64 ; point de nausées.

Du 1ᵉʳ octobre au 10, la *même potion* est continuée. Pendant cet intervalle, il n'y a point d'amélioration évidente sous le rapport de la nature des crachats : l'aspect purulent persiste, mais leur quantité diminue d'une manière sensible.

Le 10 seulement, l'expectoration change ; elle devient muqueuse ; plus tard, aqueuse. Le *tartre stibié* est porté à la dose de 0,40, uni à 10 gouttes de *laudanum de Sydenham.* Les organes digestifs ne souffrent nullement de l'administration de ce remède. Parfois, il y a quelques nausées ou un peu de diarrhée, mais ce sont des effets momentanés.

Le 14, jour où on suspend le tartre stibié, l'expectoration est nulle, le malade n'a aucune douleur, ne sent point de fièvre, accuse un bien-être sensible. Il reste dans la salle jusqu'au 30 : la guérison était confirmée.

61ᵉ OBSERVATION. — Castet (Bernard), âgé de trente-deux ans, charpentier, est d'un tempérament sanguin, d'une constitution robuste. Il était venu à l'hôpital, dans le mois de décembre 1846, pour une bronchite chronique apyrétique, accompagnée d'une expectoration puriforme. Il fut soumis alors à l'usage du kermès minéral et de l'oxide blanc d'antimoine ; la toux avait un peu diminué, mais l'expectoration était toujours restée fort abondante. Ennuyé du séjour de l'hôpital, Castet avait voulu sortir ; mais il est obligé d'y rentrer le 12 janvier 1847. On observe alors les phénomènes morbides suivants : pouls calme, même le soir ; peau fraîche, céphalalgie peu vive ; toux fréquente, pénible, mais ne provoquant aucune douleur au thorax ; crachats abondants, épais, verdâtres, puriformes ; point de gêne de la respiration ; sonorité générale du thorax. A droite, râles muqueux sous l'aisselle et au niveau du mamelon ; en arrière, râles sous-crépitants. A gauche, bruit respiratoire masqué par de nombreux râles sibilants ; aucune apparence de pectoriloquie ou de gargouillement sous les clavicules ; point d'exagération de bronchophonie, langue blanche, ventre indolent, selles rares.

13. Même état; pouls calme, crachats abondants, épais et puriformes; respiration calme, pouls à 64-68, régulier. (Potion avec tartre stibié, 0,20; extrait thébaïque, 0,05.)

Soir. Nausées après la première cuillerée de potion; vomissements bilieux abondants après la deuxième; deux selles diarrhéiques, ventre indolent.

14. Pouls à 60; même nature, même quantité de l'expectoration, toux aussi intense; râles muqueux au côté droit de la poitrine moins nombreux et moins forts. A gauche, mêmes râles; battements du cœur étendus et sonores, sans bruits spéciaux; langue blanche, ventre indolent, inappétence, soif, point d'évacuations alvines. (Potion avec tartre stibié, 0,25; extrait thébaïque, 0,05.)

15. Tolérance parfaite; rien de nouveau. (Même potion.)

16. Pouls calme, peu de toux, crachats moins abondants, mais toujours d'aspect purulent; douleur le long du sternum, respiration calme, sonorité générale de la poitrine, bruit respiratoire naturel dans tout le côté droit, sans râles; à gauche, diminution notable dans l'intensité des râles sibilants; ventre entièrement indolent, fort souple; point de nausées, ni de diarrhée. (Potion avec tartre stibié, 0,30; extrait thébaïque, 0,05.)

17. Même état. (Même potion.)

18. Tolérance toujours parfaite, pouls calme; le malade se lève une partie de la journée, mange avec appétit, n'éprouve aucune douleur dans le ventre ou la poitrine; les fonctions digestives s'exécutent fort régulièrement; toux moindre, crachats moins abondants, moins épais, moins jaunâtres, d'aspect moins purulent. (Potion avec tartre stibié, 0,30; extrait thébaïque, 0,05.)

17 et 20. Rien de nouveau. (Continuation de la même potion stibiée.)

21. Pouls calme, tolérance complète, crachats sensiblement moins nombreux et moins épais, peu de toux; respiration naturelle; bruit respiratoire fort distinct et pur dans toute l'étendue de la poitrine; langue blanche, ventre indolent, selles naturelles. (Potion avec tartre stibié, 0,30; extrait thébaïque, 0,05.)

Cette potion est ainsi continuée jusqu'au 27. A cette époque, la toux et l'expectoration avaient cessé, la bronchite était entièrement dissipée.

62ᵉ OBSERVATION. — Roulaud (Bertrand), âgé de vingt-huit ans, terrassier, est d'une constitution assez robuste, d'un tempérament sanguin. Sa poitrine présente une déformation congéniale, c'est-à-dire le sternum, à sa partie moyenne, offre, dans le sens longitudinal, une dépression très-grande, et, à l'union des côtes et de cet os, il existe une voussure très-prononcée.

Il y a six mois, à la suite d'une chute sur le côté gauche de la poitrine, faite de huit pieds de hauteur, Roulaud ressentit, sur cette partie, une douleur très-vive, qui gênait beaucoup les mouvements de la respiration et provoquait de la dyspnée. Il y eut même alors une hémoptysie abondante, probablement provoquée par cet accident; mais ce crachement de sang fut de courte durée et se dissipa par une saignée du bras. Depuis cette époque, il est resté une bronchite, qui a offert des alternatives fréquentes de diminution et d'intensité; mais, presque toujours, il y a eu une expectoration qui, au début, a été blanchâtre, muqueuse, et qui, plus tard, est devenue plus abondante et jaune-verdâtre. Il n'y a pas eu d'amaigrissement, et sauf lors des premiers jours de la maladie, la fièvre n'a pas existé.

Le 16 mai 1847, Roulaud entre à l'hôpital dans l'état suivant : pouls calme, peau fraîche, embonpoint assez bien conservé, toux fréquente, crachats abondants, épais, d'aspect tout à fait purulent; point de gêne de la respiration, aucune douleur au thorax, même lors de la toux ou des mouvements prolongés d'inspiration; poitrine bien conformée, sans dépression sous-claviculaire, sonore dans toute son étendue; cependant, au niveau du mamelon gauche, il y a une légère matité; au sommet du poumon droit, râle muqueux à l'inspiration; sous l'aisselle, râle sibilant; point de craquements dans les fosses sus et sous-épineuses; râles muqueux perceptibles dans tout le côté gauche; aucune apparence de gargouillement et de pectoriloquie, mais bronchophonie exagérée en arrière, le long de la colonne vertébrale; battements du cœur assez forts, étendus et précipités; langue blanche, ventre indolent, appétit, selles naturelles.

Les cinq premiers jours, on prescrit le kermès et un vésicatoire à la cuisse : ces moyens n'amènent aucun résultat avantageux.

21. Pouls à 60 pulsations, régulier ; toux fréquente, crachats abondants, épais, jaunâtres, puriformes ; point de dyspnée ; râles muqueux et sibilants moins prononcés, soit dans le côté droit, soit dans le côté gauche de la poitrine ; langue blanche, ventre insensible à la pression, selles rares. (Potion avec tartre stibié, 0,30 ; extrait thébaïque, 0,05.)

22. Plus de quinze selles liquides ; point de vomissements, quelques nausées seulement ; moins de toux, crachats déjà bien moins abondants, mais conservant toujours le même aspect ; langue jaunâtre, appétit, ventre souple, indolent. (Potion avec tartre stibié, 0,30 ; extrait thébaïque, 0,05.)

Soir. Trois selles liquides, un seul vomissement bilieux ; pouls calme, moins de toux.

23. Modification très-évidente dans la quantité et le caractère de l'expectoration ; elle est, en effet, bien moins abondante, moins épaisse, plus jaunâtre ; elle tend à devenir aqueuse et blanchâtre. (Potion avec tartre stibié, 0,30 ; extrait thébaïque, 0,05.)

24. Tolérance parfaite, expectoration presque nulle, toux fort rare. (Même potion.)

25. Le malade veut sortir ; il ne tousse que fort peu, et ne crache plus.

63e OBSERVATION. — Baudet, âgé de cinquante-six ans, terrassier, d'une constitution moyenne, d'un tempérament sanguin, a été longtemps atteint de fièvres intermittentes, pour lesquelles le sulfate de quinine a été employé avec efficacité.

En 1843, il eut une hémoptysie très-forte qui fut modérée dans son début par une saignée du bras et quelques astringents à l'intérieur. Pendant près de deux mois, les crachats furent teints par du sang. Au bout de cette époque, la convalescence et plus tard la guérison s'établirent d'une manière franche et nette ; le malade put reprendre ses travaux pénibles de manœuvre, sans en être nullement fatigué. Trois ans se passèrent sans que la santé du malade fût troublée. Mais au commencement de l'année 1847, à la suite d'un refroidissement, Baudet fut pris d'une toux qui était d'abord sèche; quelques mois après, cette toux fut suivie d'une expectoration assez abondante, jaune-verdâtre, mais non sanguinolente. Il survint un peu de fièvre, celle-ci céda rapidement à une saignée du bras. Il n'y avait pas d'oppression, point de douleur dans la poitrine. Cette affection bronchique persistant avec une certaine intensité, Baudet se rendit à l'hôpital le 9 juin 1847, présentant l'état suivant : pouls calme, à 64 pulsations, peu développé; point de coloration du visage, peau terreuse; toux assez fréquente, crachats abondants, épais, d'un jaune verdâtre; point de dyspnée, point de douleur à la poitrine, même lors d'une forte inspiration; thorax, en général, sonore dans toute son étendue, même en arrière et à la base; râles sibilants et muqueux à chaque sommet du poumon; murmure respiratoire libre et distinct à la base de chaque côté; bronchophonie normale au sommet de la poitrine, exagérée en arrière, le long du rachis, près de chaque angle de l'omoplate; battements du cœur réguliers et étendus; langue blanche, ventre indolent, selles naturelles.

Pendant trois jours, on emploie un looch composé avec l'extrait gommeux d'opium et le kermès minéral. Ce médicament ne produit aucun effet notable.

16. Expectoration toujours abondante, épaisse, jaune-verdâtre, tout à fait purulente; toux toujours fréquente, plus vive le soir que dans le milieu du jour; point de dyspnée; encore quelques râles sibilants et muqueux de chaque côté du sternum; battements du cœur sonores; langue couverte au centre d'un enduit jaunâtre, épais; ventre indolent, selles naturelles, pouls calme. (Potion avec tartre stibié, 0,20; extrait thébaïque, 0,04.)

17. Toux moindre, expectoration non modifiée; ni nausées, ni vomissements; cinq selles depuis hier, aucune douleur au ventre; pouls à 64-66 pulsations. (Potion avec tartre stibié, 0,25; extrait thébaïque, 0,05.)

Soir. Deux selles liquides, ni nausées, ni vomissements; expectoration de même quantité et de même nature, toux assez vive, pouls fort régulier, à 60 pulsations; respiration calme.

18. Trois selles, point de nausées, ventre entièrement indolent; aucune douleur à la gorge, langue blanche, pouls toujours aussi calme, aucun changement dans la nature de l'expectoration, point de dyspnée. (Potion avec tartre stibié, 0,30; extrait thébaïque, 0,10.)

Soir. Dix à quinze selles liquides, ni vomissements, ni nausées, ventre indolent, pouls calme. Pendant trois jours, le tartre stibié est porté à 35 centigrammes, uni à 10 centigrammes d'opium. La tolérance s'établit d'une manière plus complète que les jours précédents, c'est-à-dire il n'y a plus qu'une ou deux évacuations par jour; le ventre est indolent, la langue est blanche, il n'y a pas de soif; l'appétit est bien conservé, même convenablement satisfait; car le malade prend chaque soir, à ses repas, soit du laitage, soit de la volaille, et ses digestions ne sont nullement troublées.

Le 22, pour la première fois, on note une modification dans les crachats, c'est-à-dire ils sont moins abondants, mais ils conservent le même caractère; ils sont toujours d'aspect purulent. Cette nature de l'expectoration, liée avec les antécédents que le malade avait offerts, pouvait faire soupçonner une altération grave du tissu pulmonaire; aussi l'examen de ce malade a-t-il été fait d'une manière très-attentive. La percussion et l'auscultation, pratiquées de nouveau avec soin, ont conduit à ce résultat positif, que le poumon était exempt de lésions importantes. En effet, la poitrine était sonore de tous côtés, et le bruit respiratoire, à cette époque, était clair, sonore, distinct partout; les râles muqueux et sibilants, si perceptibles lors de l'entrée de ce malade à l'hôpital, étaient entièrement effacés. (Potion avec tartre stibié, 0,40; extrait thébaïque, 0,05.)

Le 26, ce n'est plus dans sa quantité que l'expectoration a subi un changement, mais elle est déjà moins épaisse; elle a perdu son aspect purulent. Il y a toujours la même tolérance, c'est-à-dire deux évacuations par jour, sans nausées, ni vomissements; insensibilité du ventre, langue jaunâtre. (Potion avec tartre stibié, 0,45; extrait thébaïque, 0,10.)

Cette potion est administrée de la sorte jusqu'au 30. Pendant ces quelques jours, la nature des crachats n'est plus la même; ils sont devenus aqueux, blanchâtres et fort rares; la respiration continue à être très-calme; le bruit respiratoire se distingue fort pur dans toute la poitrine, qui offre une sonorité générale; le pouls conserve le même calme; aucun trouble ne se fait remarquer du côté des organes digestifs.

Vu cette amélioration notable, *le tartre stibié* est donné à la dose de 20 centigrammes jusqu'au 4 août. La convalescence s'établit, et la guérison est effectuée le 10.

64ᵉ OBSERVATION. — Guillaume Gilet, âgé de cinquante-trois ans, décrotteur, est d'une constitution bonne, d'un tempérament sanguin. Depuis quinze ans, il est sujet à des bronchites qui, chaque hiver, prennent une certaine intensité. Aux mois de janvier et de février 1847, cette bronchite s'exaspéra; elle exigea même une saignée du bras et quelques autres moyens ordinairement employés en pareille circonstance. La toux, sous l'influence de ce traitement, perdit son acuité, mais elle n'en persista pas moins; elle était accompagnée d'une expectoration abondante, épaisse, jaune-verdâtre; parfois des douleurs se faisaient sentir sous le sternum; en général, la fièvre n'a pas existé.

Lors de l'entrée de ce malade à l'hôpital, le 26 juin 1847, voici les phénomènes qu'il présentait : température normale de la peau, pouls calme, régulier, peu développé; toux fréquente, avec expectoration de crachats, les uns aqueux et blanchâtres, mais d'autres jaunâtres, épais, abondants, puriformes; douleur vague au milieu du sternum, avec une légère dyspnée; percussion sonore dans toute la poitrine, même en arrière : cette sonorité paraît exagérée en avant et sur les côtés du sternum; l'auscultation fait entendre, au sommet du poumon droit, des râles sibilants fins, lesquels deviennent plus forts à la base, et forment, en arrière, un rhuncus; à gauche, le bruit respiratoire est faible; il s'accompagne, à la base et en arrière, de râles muqueux et sous-crépitants; battements du cœur réguliers et normaux; langue blanche, inappétence, ventre indolent, selles naturelles.

Du 27 au 30 juin, on prescrit une potion avec le kermès et l'extrait gommeux d'opium, à la dose de 5 centigrammes d'abord, puis 10 centigrammes chacun; mais le malade n'est nullement soulagé, il tousse et crache comme précédemment.

Le 1er juillet, pouls calme, toux assez vive, expectoration très-abondante, épaisse, jaune-verdâtre, puriforme; point de dyspnée, point de douleur au thorax, même lors d'une forte inspiration; sonorité normale de la poitrine; quelques râles muqueux et sibilants sur les côtés du sternum et en arrière; langue blanche, ventre indolent, selles rares. (Potion avec tartre stibié, 0,30; extrait thébaïque, 0,05.)

Cette dose est donnée chaque jour jusqu'au 4 juillet. Les deux premiers jours, elle détermine quelques évacuations, mais bientôt après la tolérance s'établit. Déjà, le 4 juillet, on remarque une diminution notable dans les crachats, mais leur nature n'est point changée.

Le 5 juillet, la dose du *tartre stibié* est portée de 30 centigrammes à **40**, et, le 6, à **45** centigrammes. Encore même tolérance, aucune douleur au ventre et au pharynx, pouls toujours calme, moins de toux, expectoration moins abondante, plus aqueuse, moins jaunâtre; bruit respiratoire beaucoup plus distinct dans toute l'étendue de la poitrine.

Le 7 et le 8, on prescrit **50** centigrammes de *tartre stibié* avec **10** centigrammes d'*extrait thébaïque*. Pendant ces deux jours, la modification imprimée aux crachats est beaucoup plus grande, beaucoup plus apparente; ils deviennent, en effet, plus rares, aqueux et blanchâtres; la toux est presque nulle, le pouls ne dépasse pas 64-68 pulsations; la tolérance continue, non pas cependant aussi complète que les jours précédents, puisque le 7 et le 8, il y a deux évacuations alvines; mais le ventre est entièrement souple, insensible à la pression; l'appétit est conservé, satisfait convenablement.

Le 9, l'amélioration persiste, la toux est entièrement dissipée, les crachats sont presque nuls; les râles sibilants et muqueux qui se distinguaient dans toute la poitrine sont effacés, et le bruit respiratoire est partout revenu à son rhythme normal. Le malade sort le 12, entièrement guéri.

65ᵉ OBSERVATION. — Jean Laborie, âgé de trente et un ans, boulanger, d'une constitution assez forte, d'un tempérament sanguin, a, depuis le commencement de l'année 1847, une bronchite qui a été inutilement combattue par des saignées, des sangsues, des opiacés et des purgatifs. La toux a toujours persisté, réveillée souvent par des suppressions brusques de la transpiration, par des refroidissements. Au mois de juin, cette toux prit une certaine intensité; elle s'accompagna d'une expectoration abondante, épaisse, jaune-verdâtre. Il n'y avait, du reste, ni gêne de la respiration, ni douleur dans la poitrine. Ce fut dans ces circonstances que Laborie se rendit à l'hôpital, le 16 juillet 1847, présentant les phénomènes suivants : pouls calme, à 60, régulier; point de céphalalgie, toux fréquente, crachats abondants, d'un jaune verdâtre, épais; point de dyspnée; aucune douleur au thorax, même lors d'une forte inspiration; percussion sonore par toute la poitrine, un peu moins claire cependant à la base du côté droit; respiration bronchique au sommet du poumon droit, râles muqueux à la base et en arrière; à gauche, murmure respiratoire naturel; battements du cœur réguliers; langue blanche, ventre indolent, selles naturelles.

Du 17 au 20, on prescrit un looch avec 5 centigr. d'extrait gommeux d'opium, des tisanes adoucissantes, un régime convenable.

Le 20, il n'y avait eu aucun changement favorable dans l'état du malade; l'intensité de la toux était encore aussi grande, et les crachats avaient le même aspect; la sonorité du thorax est toujours moins considérable à la base du poumon droit, où se distinguent quelques râles sibilants. Au traitement déjà prescrit, on ajoute du kermès minéral, à la dose de 5 centigrammes d'abord, puis, 10 centigrammes. — Continué jusqu'au 28, le kermès ne produit aucun résultat avantageux.

Le 29, pouls calme, point de céphalalgie, toux fréquente, expectoration abondante, épaisse, verdâtre, puriforme; insomnie; point de palpitation de cœur, ni de dyspnée; encore un peu de matité à la base du poumon droit, râles sibilants en ce dernier point. (Potion avec tartre stibié, 0,30; extrait thébaïque, 0,05.)

Cette même potion est donnée le 30; la toux diminue, mais l'expectoration ne change pas; il y a des vomissements bilieux abondants et verdâtres, une diarrhée copieuse.

Du 31 juillet au 4 août, la dose du *tartre stibié* est portée à **40** centigrammes. Le premier jour, il y a de nombreuses évacuations alvines, mais point de vomissements, puis la tolérance s'établit; la toux est presque nulle, les crachats sont bien moins abondants, perdent leur teinte jaunâtre et deviennent plus blancs; le pouls est calme, il n'y a aucune douleur au ventre ou à la poitrine; point de gêne de la respiration.

Du 5 au 8 août, on donne chaque jour **45** centigrammes de *tartre stibié;* la tolérance persiste, mais cependant un peu moins complète que les jours précédents; car il y a quelquefois une ou deux évacuations alvines liquides; mais les crachats sont devenus aqueux et blanchâtres.

Le 9 et le 10, le *tartre stibié* est porté à **50** centigrammes; le 10, la tolérance n'existe plus; il y a des vomissements abondants, de la diarrhée. On suspend l'émétique. La toux a disparu complétement. Le malade sort guéri le 14 août.

66ᵉ OBSERVATION. — Giovani Gora, âgé de vingt et un ans, terrassier, est d'une constitution forte, d'une stature élevée, d'un tempérament lymphatique. Depuis cinq ans, il a souvent une toux fréquente, suivie d'une expectoration jaunâtre. A la suite du plus léger refroidissement, cette bronchite reparaît et provoque des douleurs, soit à la base de la poitrine, soit le long du sternum. Dans le mois de juin 1847, cette affection catarrhale se manifesta de nouveau; elle avait été déterminée par l'exposition à un courant d'air. Il y avait alors un sentiment de constriction le long du sternum, mais ni dyspnée, ni fièvre.

Admis le 9 août 1847 à l'hôpital, Giovani présentait les phénomènes suivants : peau naturelle, pouls parfaitement calme, toux fréquente, expectoration abondante de crachats épais, d'un jaune verdâtre, puriformes; point de dyspnée, sensation d'un poids au milieu du sternum; percussion, en général, sonore dans toute la poitrine, offrant cependant une légère matité à la base de chaque côté; respiration bronchique exagérée au sommet de chaque poumon; mais, à mesure qu'on s'approche des parties inférieures, latérales et surtout postérieures de la poitrine, le bruit respiratoire ne se distingue que très-faiblement; bronchophonie éclatante sous les clavicules et aux angles inférieurs de chaque omoplate; battements du cœur clairs et étendus; langue un peu rouge sur les bords, lisse, humide, blanche au centre, appétit; abdomen indolent, selles naturelles.

Les quatre premiers jours, on se borne à prescrire des loochs opiacés, des tisanes pectorales; ces moyens ne produisent aucun bon résultat.

Le 13, le pouls est toujours fort calme, il ne dépasse pas 66 pulsations; il y a une toux vive, une expectoration épaisse, abondante, puriforme; la gêne de respiration n'existe plus; aucune douleur ne se fait sentir dans le thorax; les résultats de la percussion et de l'auscultation sont identiques à ceux déjà mentionnés. On prescrit alors une potion composée avec le *tartre stibié*, 0,20, et l'extrait thébaïque, 0,05. Cette même potion est réitérée le 14. Le premier jour, il y a seulement quelques nausées et de la diarrhée, puis la tolérance s'établit de suite et d'une manière presque complète; car il n'y par jour qu'une seule évacuation consistante et point de vomissements.

Les trois jours suivants (15, 16 et 17) la dose du *tartre stibié* est portée à **0,25**. Il y a encore la même tolérance; les crachats sont moins nombreux et ils ont un aspect moins jaunâtre; la langue est toujours blanche, l'appétit conservé, le ventre indolent.

Le 18, on administre **30** centigrammes de *tartre stibié*; il provoque des vomissements bilieux, mais point de diarrhée; le pouls est très-calme, il ne donne même que 40-44 pulsations; l'expectoration est modifiée d'une manière très-sensible; elle est devenue fort rare, aqueuse et blanchâtre.

Le 19 et le 20, on donne encore **30** centigrammes de *tartre stibié* ; c'est pour consolider la guérison, car le malade ne crache et ne tousse plus. Il quitte l'hôpital le 22.

67° OBSERVATION. — Joso Gil, âgé de cinquante-six ans, terrassier, est d'une constitution ordinaire, d'un tempérament sanguin. Dans le mois d'août 1847, à la suite d'une suppression brusque de la transpiration, il fut pris d'une toux continue, revenant par quintes, et qui, en décembre de la même année, prit encore une nouvelle intensité. A cette époque, elle s'accompagna d'une expectoration abondante, épaisse, jaune-verdâtre; il n'y avait pas de fièvre, point de gêne de la respiration, aucune douleur dans la poitrine. Une mauvaise nourriture, les conditions hygiéniques défavorables, paraissent avoir prolongé cet état morbide.

Le 14 janvier 1848, Gil vient à l'hôpital et présente les phénomènes suivants : un peu d'amaigrissement, pouls calme, toux fréquente, expectoration abondante, épaisse, jaune-verdâtre, puriforme; légère dyspnée, respiration parfois sifflante et accélérée, souvent palpitations de cœur à la suite d'une marche forcée; poitrine sonore à son sommet, mais offrant de la matité à la base de chaque côté; respiration bronchique sous les clavicules, obscure depuis le mamelon jusqu'à la base de chaque côté; en arrière, on distingue du râle sous-crépitant; bronchophonie exagérée aux angles inférieurs de chaque omoplate; langue blanche, appétit, peu de soif, ventre insensible à la pression, selles naturelles.

Les quatre premiers jours, on prescrit des loochs opiacés, des tisanes adoucissantes, la bronchite ne subit aucune amélioration; elle est aussi intense et surtout elle s'accompagne toujours de la même expectoration purulente.

Le 18, on conseille une potion avec *tartre stibié*, *0,30 ; extrait thébaïque*, *0,05*. Elle est réitérée le 19. Le premier jour, elle détermine des nausées, quelques vomissements bilieux, et surtout trois évacuations copieuses; le lendemain 19, la tolérance était établie ; la toux et les crachats n'avaient subi aucune amélioration avantageuse.

Le 20, le *tartre stibié* est porté à **35** centigrammes; le 21, il est élevé à **40** centigrammes. Pendant ces deux jours, la tolérance n'est point troublée, mais on remarque une diminution réelle dans la quantité des crachats; ils sont toujours jaunâtres et d'aspect purulent. La percussion offre cependant une sonorité plus générale que précédemment, c'est-à-dire que, même à la base, le son est beaucoup plus clair que lors de l'entrée de ce malade à l'hôpital; la respiration s'entend aussi bien mieux à la partie inférieure de la poitrine.

Le 22, on donne **50** centigrammes de *tartre stibié*, associé à 5 centigrammes d'extrait thébaïque. Cette même dose est continuée jusqu'au 25. Les trois premiers jours, il n'y a pas de nausées, point de vomissements, il y a même de la constipation; le 25, le malade ressent quelques douleurs à l'épigastre; il a des nausées, deux vomissements bilieux et deux selles liquides. A cette époque, l'expectoration est sensiblement modifiée, et cette modification porte non-seulement sur la quantité des crachats, qui ont beaucoup diminué, mais encore sur leur nature: ils sont aqueux, blanchâtres, écumeux.

Cette amélioration notable obtenue, on a continué de donner le *tartre stibié*, mais à doses décroissantes, c'est-à-dire à 30 centigrammes, puis à 20 centigrammes. Le 31 seulement, son usage a été complétement cessé; alors le malade était dans un état satisfaisant, il ne toussait et ne crachait plus, n'éprouvait ni dyspnée, ni douleur dans la poitrine; d'un autre côté, il avait toujours conservé de l'appétit et n'avait point souffert du ventre.

68ᵉ OBSERVATION. — Jouve (Claude), âgé de trente-huit ans, terrassier, est d'une constitution moyenne, d'un tempérament lymphatico-sanguin.

Depuis le mois de janvier 1847, il éprouve une toux continuelle; il expectore fréquemment une matière épaisse et jaunâtre; il n'a jamais craché de sang; il éprouve parfois des palpitations de cœur; mais il n'a jamais suspendu son travail.

Dans le mois de janvier 1848, cette bronchite est devenue plus intense encore; elle provoquait des douleurs au milieu du sternum et de chaque côté de la poitrine; du reste, il n'y avait point de fièvre.

Entré le 2 mars 1848 à l'hôpital, Jouve présentait l'état suivant : chaleur normale de la peau, pouls à 76, régulier, modérément développé; ni céphalalgie, ni vertiges, toux continue, avec expectoration abondante de crachats épais, jaunâtres, en partie purulents; douleur au milieu du sternum et au côté gauche de la poitrine; 28 inspirations par minute; percussion sonore dans toute l'étendue de la poitrine; souffle bronchique très-prononcé au sommet du poumon droit; râles muqueux au niveau du mamelon du même côté; plus évidents encore à la base et à la partie postérieure; sous la clavicule gauche, râle sibilant qui se distingue dans tout ce côté, mais qui, à la base, devient un gros rhuncus; battements du cœur étendus, sonores; langue jaunâtre au centre, rouge sur les bords et à la pointe, appétit; abdomen indolent, selles naturelles.

Jusqu'au 5, le malade prend des loochs opiacés, des potions dans lesquelles entre le kermès; mais il n'en est nullement soulagé, son état n'a point été modifié.

Le 6, il prend le *tartre stibié* à la dose de **30** centigrammes, uni à 5 centigr. d'extrait thébaïque; la tolérance est complète; il n'y a qu'une seule évacuation consistante, comme les jours précédents; le pouls est calme, la toux et l'expectoration persistent.

Le 7, la même potion est administrée; il n'y a aucun changement.

Le 8, le *tartre stibié* est porté à **40** centigrammes; la tolérance est aussi complète, l'expectoration est toujours très-abondante, mais moins épaisse, moins jaunâtre, moins purulente.

Le 9, la même dose est continuée, et ne détermine aucune douleur à l'estomac; la toux est moindre, les crachats sont moins épais, mais toujours abondants.

Le 10 et le 11, le *tartre stibié* est donné à **40** centigrammes; comme précédemment, il y a tolérance; l'expectoration semble un peu moins abondante, elle a toujours l'aspect purulent.

Les trois jours suivants (12, 13 et 14), on administre **50** centigrammes de *tartre stibié*, l'estomac n'est nullement fatigué de cette dose; l'épigastre est entièrement insensible à la pression; il n'y a ni douleur, ni sentiment de sécheresse à la gorge. Le malade prend avec plaisir les aliments qu'on lui donne; il n'éprouve aucun dégoût, aucune colique; les phénomènes thoraciques n'ont subi aucun changement; la toux est à peu près aussi fréquente; les crachats, s'ils ne sont pas aussi abondants, sont toujours épais, jaunâtres et puriformes.

Du 15 au 24, le *tartre stibié* est administré à **40** centigrammes; il y a encore, de la part de l'estomac, la tolérance la plus absolue pour ce médicament; le sommeil n'est nullement agité, le pouls est très-calme, mais non ralenti; la toux résiste, et surtout l'expectoration n'a été nullement modifiée; elle est toujours très-abondante, jaunâtre et puriforme; cependant, les râles qu'on distinguait à la base de la poitrine ont diminué, et même dans le côté droit, ils n'existent plus.

La tolérance de l'estomac pour le tartre stibié est telle, que, le 24, le malade a bu d'un seul trait toute la potion, contenant 40 centigrammes d'émétique, et il n'en a été nullement fatigué; or, on avait acquis la certitude que la dose du médicament prescrit avait été scrupuleusement comptée.

Voyant l'insuffisance du tartre stibié, on eut recours, le 1ᵉʳ avril, aux eaux sulfureuses; plus tard, au kermès; en même temps, à des emplâtres stibiés sur la poitrine : tous ces moyens furent entièrement inutiles.

Le 18 avril, on administra le baume de copahu, puis l'eau de goudron. Le premier provoqua des purgations nombreuses : ces moyens furent encore d'une impuissance absolue; enfin, le malade resta dans le service pendant deux mois, et ne trouvant aucun soulagement à sa bronchite purulente, il voulut rentrer dans son pays (Cantal).

Cet exemple est le seul d'une incurabilité à toute épreuve, à celle surtout du tartre stibié. Il n'y a pas de règle sans exception.

69ᵉ OBSERVATION. — Geay (Antoine), âgé de trente-six ans, terrassier, est d'une constitution faible, d'un tempérament lymphatico-sanguin.

Depuis trois ans environ, il éprouve une toux fréquente avec expectoration abondante de crachats muqueux, épais, verdâtres. Dans le mois de mars 1848, à la suite de quintes de toux violentes, les crachats furent teints d'une certaine quantité de sang. Depuis cette époque, il y a eu de l'oppression, souvent impossibilité de travailler, un peu de fièvre irrégulière; parfois, des douleurs se sont manifestées dans le ventre, accompagnées de vomissements et de diarrhée.

Le 9 mai 1848, lors de l'entrée de ce malade à l'hôpital, on constate les phénomènes suivants : chaleur normale de la peau, pouls à 96-100 pulsations, ni céphalalgie, ni vertiges; toux fréquente, expectoration de crachats muqueux, verdâtres et puriformes; point de douleur au thorax, point de dyspnée; percussion sonore, en général, dans toute la poitrine, mais offrant seulement de la matité aux angles inférieurs de chaque omoplate; râles sibilants au sommet du poumon droit; à la base et en arrière, râles muqueux; au côté gauche, respiration bronchique, rhuncus à l'expiration; bronchophonie éclatante et générale dans toute l'étendue de la poitrine; battements du cœur étendus, tumultueux, précipités; langue couverte, au centre, d'un enduit jaunâtre, un peu rouge sur les bords et à la pointe; ventre indolent, souple partout; deux selles liquides. Un cautère est placé à une cuisse, des loochs opiacés sont conseillés, mais tous ces moyens sont inutiles.

Le 15, apyrexie, toux fréquente, crachats épais, abondants, verdâtres, puriformes; point de dyspnée; sonorité normale à la partie antérieure de la poitrine, mais matité en arrière, aux angles inférieurs de chaque omoplate; persistance des râles sibilants dans le côté droit, et des rhuncus à gauche; pouls à 64. (Potion avec tartre stibié, 0,25; extrait thébaïque, 0,05.)

Le 16, cette même potion est réitérée. Le premier jour, elle détermine des vomissements de liquides jaunâtres, bilieux, et trois selles diarrhéiques; le lendemain, la tolérance s'établit.

Les 17 et 18, la dose du *tartre stibié* est portée à **30** centigrammes et ne provoque aucun trouble de l'estomac; déjà les crachats sont bien moins abondants, moins épais, moins jaunâtres; la toux a diminué, le pouls est fort calme.

Le 19, le *tartre stibié* est porté à **40** centigrammes, et, le 20, à **50** centigrammes. Pendant ces deux jours, l'expectoration est sensiblement modifiée; elle est rare, surtout aqueuse, blanchâtre; le ventre n'est nullement douloureux, insensible à la pression; le pouls ne dépasse pas 64-66. Les jours suivants, les 21, 22, le *tartre stibié* est employé à 30 centigrammes seulement; le 23, le malade ne tousse et ne crache plus; il veut quitter l'hôpital.

70ᵉ OBSERVATION. — Rey (Pierre), âgé de quarante-neuf ans, manœuvre, est doué d'une constitution forte, d'un tempérament sanguin.

Depuis quatre ans, il est sujet à des bronchites et même à des pleurésies, qui ont exigé des saignées, des sangsues et des vésicatoires; la toux a été presque continue, et surtout elle a été constamment accompagnée d'une expectoration abondante et puriforme. Au commencement de juin 1848, il y a eu une sorte d'exacerbation, et cette bronchite non fébrile, avec expectoration purulente, est revenue avec une certaine violence.

Le 13 juin, Rey vient à l'hôpital : le pouls est calme, à 64-68 pulsations, régulier; la peau a une chaleur modérée; il y a une céphalalgie intense avec vertiges, une toux fréquente, suivie d'une expectoration abondante de crachats muqueux, épais, jaunâtres, d'aspect purulent; la toux provoque une vive douleur au niveau du sternum et près de l'appendice xiphoïde; la respiration est un peu accélérée; la percussion fournit, dans toute la poitrine, un son clair; la respiration est bronchique sous chaque clavicule, un peu bruyante à l'expiration; à droite, sous l'aisselle et en arrière, elle est accompagnée de râles muqueux; elle est obscure tout à fait à la base; à gauche, le murmure respiratoire est beaucoup plus distinct. Deux ventouses scarifiées sont appliquées sur le sternum ; un emplâtre de poix de Bourgogne, saupoudré avec un gramme de tartre stibié, est mis entre les épaules; on donne de l'extrait gommeux d'opium, du kermès. Tous ces moyens sont complétement insuffisants : l'état du malade n'en est nullement amélioré.

Le 19, expectoration abondante, épaisse, jaune-verdâtre, puriforme, même d'une odeur nauséeuse; toux fréquente, pouls calme, aucune douleur à la poitrine, langue blanchâtre, appétit, ventre insensible à la pression, selles rares. (Potion avec tartre stibié, 0,30; extrait thébaïque; 0,05.)

Soir. Tolérance parfaite, pouls à 70-76.

Les 20, 21 et 22, on prescrit le *tartre stibié* à la dose de **40** centigrammes, avec 5 centigrammes d'*extrait thébaïque*. La tolérance est toujours aussi complète, les crachats ne sont nullement modifiés, ils ont le même aspect, la même odeur, ils sont toujours aussi abondants; l'estomac n'est point fatigué de cette quantité de tartre stibié, il le supporte sans en être incommodé; le pouls est descendu à 50 pulsations.

Les 23 et 24, la dose du *tartre stibié* est élevée à **50** centigrammes, avec 5 centigrammes d'*extrait thébaïque*. La tolérance est toujours aussi absolue; le pouls est tombé à 44 pulsations; les crachats sont modifiés d'une manière très-favorable; non-seulement ils sont moins abondants, mais encore ils sont devenus aqueux et blanchâtres.

Le 25, encore **50** centigrammes de *tartre stibié*; dès ce moment, l'émétique provoque des nausées d'abord, puis des vomissements et de la diarrhée; l'épigastre devient douloureux et sensible à la pression; le pouls conserve le même nombre de pulsations, c'est-à-dire 44; la toux a disparu, l'expectoration est presque nulle et blanchâtre. Le tartre stibié est alors supprimé; le pouls donne le même nombre de pulsations; le malade ne tousse, ne crache plus. Il reste dans la salle pour laisser constater la guérison définitive de la bronchite. Il quitte l'hôpital le 10 juillet.

71º OBSERVATION. — Harcieux (Pierre), âgé de trente-quatre ans, maçon, a été d'une constitution forte; mais, depuis cinq à six mois, il a maigri d'une manière très-prononcée. Il est d'un tempérament lymphatique; son père et sa mère jouissent d'une bonne santé.

Dans le mois de mars 1848, Harcieux fut atteint, à la suite d'une suppression brusque de transpiration, d'une douleur vive, qui avait son siége près de l'appendice xiphoïde, et qui s'étendait sur les côtés de la poitrine. Un vésicatoire, placé sur le sternum, dissipa cette douleur; en même temps, il était survenu une toux fréquente, accompagnée d'une expectoration abondante, muqueuse et jaunâtre; de la dyspnée et de la fièvre. Une saignée du bras diminua l'excitation fébrile; mais la bronchite persista avec une grande opiniâtreté.

Le 8 juillet 1848, Harcieux offrait l'état suivant : pouls 64-68, régulier; peau fraîche, toux fréquente, accompagnée d'une expectoration abondante, muqueuse et jaunâtre; point de dyspnée; percussion, en général, sonore dans toute l'étendue de la poitrine, excepté en arrière, où il y a une matité grande, mais circonscrite. Des deux côtés, et principalement au niveau de chaque mamelon, on distingue des râles sibilants fins et sonores; aux angles inférieurs de chaque omoplate, c'est une bronchophonie éclatante; langue naturelle, appétit, peu de soif, ventre indolent, selles rares.

Du 9 juillet au 21 du même mois, on prescrit : un emplâtre stibié entre les épaules, un vésicatoire à la cuisse, des loochs opiacés et kermétisés. Tous ces moyens sont inutiles: cette bronchite, et surtout l'expectoration puriforme, persistent avec la même intensité.

Le 22, pouls à 68-70, régulier; toux fréquente, expectoration abondante, épaisse, jaunâtre, puriforme; point de dyspnée; percussion sonore en avant, râles sibilants de chaque côté de la poitrine; langue blanche, appétit, ventre indolent, selles naturelles. (Potion avec tartre stibié, 0,25; extrait thébaïque, 0,05.)

Soir. Deux selles liquides, deux vomissements bilieux verdâtres; ventre indolent, appétit, langue blanchâtre, moins de toux.

23. Peu de toux, crachats rares, ayant le même aspect purulent; pouls calme, ni selles, ni vomissements, ventre indolent;

percussion sonore dans tout le thorax, râles sibilants moins nombreux, moins sonores. (Potion avec tartre stibié, 0,25; extrait thébaïque, 0,05.)

Soir. Pouls, 60-66 pulsations; trois selles liquides et abondantes.

24. Pouls calme, toux presque nulle, crachats rares, aqueux, blanchâtres; point de gêne de la respiration; les râles sibilants ne sont plus sensibles; ventre entièrement indolent. (Potion stibiée comme hier.)

Soir. Pouls, 60; douleur épigastrique, vomissements bilieux abondants, selles liquides et abondantes.

25. Les vomissements et la diarrhée persistent, le pouls est calme; il y a une douleur épigastrique très-vive, un sentiment d'anxiété; la toux a disparu, l'expectoration est presque nulle.

La potion stibiée est suspendue; on administre de simples loochs calmants; l'amélioration observée les jours précédents se maintient, la toux cesse, l'expectoration n'a plus lieu; la guérison est effectuée le 1er août.

72e OBSERVATION. — Ferrand (Dominique), âgé de cinquante-quatre ans, employé dans une manufacture de tabac, est d'une constitution robuste, d'un tempérament lymphatique.

En 1841, il eut une pneumonie assez grave, qui exigea plusieurs saignées du bras. Depuis cette époque, il était sujet à une toux qui, au commencement de l'année 1848, prit une certaine intensité; elle s'accompagnait d'une expectoration muqueuse, opaque, jaunâtre. Il avait aussi des palpitations de cœur qui augmentaient lors de la marche; parfois même les jambes ont été engorgées; des purgatifs nombreux avaient été administrés; on avait placé un vésicatoire à un bras, un cautère à une jambe.

Le 14 août 1848, Ferrand entre à l'hôpital; il présente l'état suivant: peau fraîche, teinte veineuse de la face, pouls à 88-92, régulier; toux fréquente, expectoration abondante de crachats jaunâtres, épais, puriformes; dyspnée, même légère orthopnée; percussion sonore dans toute la poitrine; râles sibilants sonores, plus nombreux et plus prononcés dans le côté droit; bruit respiratoire affaibli à gauche, principalement sous l'aisselle et à l'angle inférieur de l'omoplate; battements du cœur étendus, plus sensibles à droite du sternum, forts et retentissants, sans bruits spéciaux; langue blanche, rouge sur les bords et à la pointe; ventre sensible à la pression, rénitent au creux épigastrique, météorisé autour de l'ombilic; selles naturelles, urines libres; point d'infiltration des membres.

Pendant six jours consécutifs, on prescrit une potion avec la digitale, le nitrate de potasse et le laudanum de Sydenham. C'était dans le but de modérer les battements du cœur : ceux-ci, en effet, devinrent plus calmes, moins étendus; mais la bronchite continuait avec son expectoration puriforme.

Le 20, il y avait toujours une toux fréquente, suivie d'une expectoration abondante, épaisse, jaune-verdâtre; point de dyspnée; sonorité générale de la poitrine; état normal du bruit respiratoire. (Potion avec tartre stibié, 0,25; extrait thébaïque, 0,05.)

Soir. Pouls calme, évacuations alvines nombreuses, point de vomissements, ventre indolent, moins de toux, expectoration nullement modifiée.

21. Même état. (Même potion stibiée.)

Soir. Dix évacuations alvines copieuses, point de vomissements, ventre indolent, langue blanche, moins de toux.

22. Pouls à 64-60 pulsations, peu de toux, crachats bien moins abondants, plus aqueux, moins jaunes; point de gêne de la respiration; langue blanchâtre, ventre indolent, une selle liquide. (Potion avec tartre stibié, 0,30; extrait thébaïque, 0,05.)

Soir. Quatre selles liquides, point de nausées, ventre insensible à la pression, pouls calme.

23. Toux nulle, expectoration rare, aqueuse et blanchâtre; pouls à 60 pulsations. (Même potion stibiée.)

Soir. Pouls calme, point de toux, expectoration nulle, trois selles liquides, ventre indolent.

24. Le malade veut quitter l'hôpital; il ne tousse et ne crache plus.

73ᵉ OBSERVATION.— Bardon (Jean), âgé de vingt-quatre

ans, terrassier, est d'une stature élevée, d'une constitution robuste, d'un tempérament lymphatico-sanguin.

Depuis le mois de septembre 1848, il est sujet à une toux qui est presque continue, et qui a été constamment suivie d'une expectoration abondante, muqueuse et jaunâtre. En général, il n'y a eu ni fièvre, ni dyspnée, ni douleur dans les côtés de la poitrine.

Le 13 novembre 1848, il est admis à l'hôpital. Son pouls est fréquent, mais régulier; il donne 90 pulsations; la face est colorée, la toux est vive, l'expectoration est abondante, épaisse, jaune-verdâtre, d'aspect purulent; il n'y a pas de dyspnée. La poitrine est sonore à peu près dans toute son étendue : on observe cependant un peu de matité sous l'aisselle gauche. En ce dernier point, il y a des râles sous-crépitants nombreux; ailleurs, c'est-à-dire au côté droit et à la partie antérieure, ce sont des râles sibilants. Les battements du cœur sont étendus et tumultueux, la langue est blanche, le ventre indolent, les selles sont régulières. (Une saignée du bras est faite; le caillot est volumineux, consistant, recouvert d'une couenne dense, qui a deux millimètres d'épaisseur; puis on administre un looch calmant.)

Le 15, le pouls est devenu calme, il est à 60 pulsations; la température de la peau est naturelle, il y a peu de toux, une expectoration abondante, épaisse, verdâtre, d'aspect purulent; la poitrine est sonore à peu près dans toute son étendue; les râles sibilants sont moins nombreux et moins forts; les fonctions des organes digestifs s'exécutent régulièrement. (Potion avec tartre stibié, 0,30; laudanum de Sydenham, 10 gouttes.)

Soir. Pouls à 64-68, trois selles liquides, point de vomissements, ventre indolent, appétit, peu de toux.

16. Sommeil calme la nuit dernière, pouls à 60 pulsations, peu de toux, expectoration moins abondante, toujours puriforme; point de dyspnée, ventre insensible à la pression. (Potion avec tartre stibié, 0,30; laudanum de Sydenham, 10 gouttes.)

Soir. Tolérance parfaite, pouls à 64 pulsations, respiration fort calme, aucune douleur au ventre ou à la poitrine.

17. Crachats bien moins nombreux, moins jaunâtres, moins épais; peu de toux, pouls calme; les râles sibilants ont disparu,

et le bruit respiratoire se fait entendre assez nettement; ventre tout à fait insensible à la pression, une seule évacuation alvine consistante; point d'amertume de la bouche, appétit conservé et satisfait. (Potion avec tartre stibié, 0,30; laudanum de Sydenham, 12 gouttes.)

Soir. La tolérance persiste aussi complète, le pouls est calme; il y a peu de toux, l'expectoration a diminué; elle est aqueuse et blanchâtre.

18. Le malade veut quitter l'hôpital; il est considérablement soulagé, ne tousse plus, et n'expectore que quelques crachats aqueux et blanchâtres.

74ᵉ OBSERVATION. — Bouey (Jean), âgé de quarante-neuf ans, terrassier, était d'une constitution primitivement robuste; mais les fatigues de son travail, la mauvaise nourriture dont il a fait usage, paraissent avoir altéré sa santé. Il est d'un tempérament lymphatique.

Depuis plusieurs années, il a une bronchite à peu près continuelle, qui, chaque hiver, prend une certaine intensité; elle n'a jamais été accompagnée d'expectoration purulente. Dans le mois d'août 1849, la toux revint plus fréquente qu'à l'ordinaire; elle s'accompagna de crachats abondants, épais, jaunâtres; il n'y eut ni gêne de la respiration, ni douleur dans la poitrine, ni fièvre.

Admis le 10 octobre 1849 à l'hôpital, il présentait l'état suivant : pouls calme, peau fraîche, toux fréquente, crachats abondants, épais, jaunâtres, puriformes; point de dyspnée, point de douleur au thorax, même lors d'une forte inspiration; sonorité générale du thorax dans toute son étendue; quelques râles muqueux au niveau de chaque mamelon; râles sous-crépitants aux angles inférieurs de chaque omoplate; battements du cœur réguliers, langue jaunâtre, appétit, ventre souple, indolent; peu de soif, selles régulières. (Potion avec tartre stibié, 0,30; extrait thébaïque, 0,05.)

Soir. Tolérance parfaite, pouls calme, ventre indolent, point de nausées, langue blanche, appétit, point de soif.

11 et 12. Aucune modification dans l'état du malade. (Potion avec tartre stibié, 0,30; extrait thébaïque, 0,05.

Soir. Tolérance complète, pas même de nausées. Le malade avale sa potion avec beaucoup d'exactitude; il n'en est nullement fatigué, ne ressent ni chaleur, ni douleur à la gorge et au ventre.

13. On ne trouve pas encore de changement dans la quantité et la nature des crachats; le pouls est calme; la toux, cependant, a bien diminué. (Potion avec tartre stibié, 0,30; extrait thébaïque, 0,05.)

Soir. Point d'évacuations alvines, point de vomissements, ventre entièrement insensible; les crachats sont moins abondants, mais ils n'ont pas changé de caractère; le pouls est toujours calme, il est un peu mou et dépressible, ne dépasse pas 64 pulsations.

14. Même état. (Même potion stibiée.)

15. Peu de toux, crachats bien moins abondants, moins épais et moins jaunes; ils tendent à devenir muqueux; sonorité générale de la poitrine; respiration assez pure et nette partout. (Potion avec tartre stibié, 0,40; extrait thébaïque, 0,05.)

Soir. Tolérance parfaite.

16. Crachats rares, muqueux, aqueux et blanchâtres; peu de toux, langue blanche, appétit, ventre indolent, aucune apparence de dyspnée. (Potion avec tartre stibié, 0,40; extrait thébaïque, 0,05.)

17. Expectoration presque nulle, blanchâtre, écumeuse; pouls calme, respiration fort naturelle. (Potion stibiée comme hier.)

Soir. Vomissements, plusieurs selles liquides, douleur épigastrique, langue jaunâtre, anxiété très-grande, malaise général, pouls à 80 pulsations.

18. La potion émétisée est cessée; on emploie de simples loochs; l'amélioration remarquable qui avait été obtenue, persiste; les crachats sont fort rares et aqueux; de plus, le malade semble avoir pris de l'embonpoint; ses forces sont revenues. Il quitte l'hôpital le 2 novembre.

75ᵉ OBSERVATION. — Pommery (Jules), âgé de trente-trois ans, terrassier, est d'une forte constitution; d'un tempérament sanguin. Il n'a jamais été sérieusement malade; les indispositions qu'il a eues, ne l'ont jamais obligé à quitter son travail. Depuis un an bientôt, il a une toux qui le fatigue beaucoup. Il n'a jamais craché de sang; chaque matin, il expectore une matière épaisse et jaunâtre. Cette expectoration est devenue continue dans tout le courant de la journée; puis, elle a été plus abondante le soir. Du reste, il n'a jamais ressenti ni fièvre, ni dyspnée, ni douleur à la poitrine.

Le 10 octobre 1849, Pommery entre à l'hôpital pour se débarrasser de cette bronchite. Le pouls est fort calme, la peau fraîche, la toux présente une certaine intensité, les crachats sont abondants, épais, d'un jaune-verdâtre, d'aspect purulent; la respiration est fort naturelle, de fortes inspirations ne provoquent pas même de douleurs dans la poitrine; la sonorité, dans toute l'étendue du thorax, est tout à fait normale; sous les clavicules, le bruit respiratoire est exagéré, un peu sifflant; à la base de chaque côté et surtout en arrière, il y a des râles muqueux et sous-crépitants très-nombreux et très-prononcés; les organes digestifs, dans leurs fonctions, ne présentent aucune particularité notable.

Le 12, il n'y avait eu aucune amélioration sensible dans l'état du malade; la toux était aussi fréquente, les crachats avaient le même caractère, le pouls était toujours à 60. (Potion avec tartre stibié, 0,30; extrait thébaïque, 0,05.)

Cette même potion est administrée les 13 et 14; son emploi ne paraît déterminer aucun effet avantageux; l'estomac n'en paraît nullement fatigué.

Le 15, les crachats sont moins abondants, mais toujours épais, jaunâtres; la toux a diminué, le pouls est calme, la respiration fort naturelle. (Potion avec tartre stibié, 0,30; extrait thébaïque, 0,05.)

Soir. Tolérance très-grande, aucune douleur au ventre, pouls à 60-64, crachats moins abondants, toujours puriformes.

16. Pouls toujours normal, peu de toux, diminution notable de

la quantité des crachats, qui sont moins jaunâtres, moins épais; sonorité générale de la poitrine, bruit respiratoire naturel partout, tant sous les clavicules qu'à la partie postérieure; langue blanche, appétit modéré et bien satisfait, ventre insensible à la pression, selles. (Potion avec tartre stibié, 0,40; extrait thébaïque, 0,05.)

Les 17 et 18, cette même dose de tartre stibié est encore employée, son influence est évidente; les crachats sont devenus rares; ils ont perdu cette consistance, cette teinte jaunâtre, verdâtre, qu'ils avaient précédemment; ils sont aqueux et blanchâtres. Du reste, l'estomac accepte ces doses élevées d'émétique sans paraître en souffrir. Le malade continue à manger avec un bon appétit; il dort fort calme, se lève et se promène une partie de la journée dans les couloirs de l'hôpital; et, certainement, on ne se douterait pas, à le voir, qu'il prend chaque jour régulièrement une dose élevée de tartre stibié. Cependant, le 19, la potion ayant été de nouveau prescrite, la tolérance n'a plus existé : il y a eu des nausées, des vomissements bilieux et de la diarrhée; l'émétique a été abandonné. Le 21, les douleurs à l'épigastre persistaient; elles ont été enlevées par une application de ventouses scarifiées sur cette partie; néanmoins, la bronchite chronique avait été considérablement soulagée, et l'expectoration purulente qui l'accompagnait a disparu. Le malade est sorti de l'hôpital le 3 novembre 1849.

76ᵉ OBSERVATION. — André Bouvier, âgé de cinquante-trois ans, marin, est d'une constitution robuste, d'un tempérament sanguin. Son père est mort d'une pneumonie; sa mère jouit d'une excellente santé.

Pendant l'année 1848, il eut une pleurésie du côté gauche, qui fut traitée par des saignées générales et locales et des vésicatoires. A la suite de cette maladie, il survint des accès de fièvre, qui revenaient avec une certaine insistance, malgré l'emploi du sulfate de quinine.

Depuis cette pleurésie, Bouvier n'avait jamais été en parfaite santé. Sous l'influence de causes légères, autrefois impuissantes, il toussait et crachait. Dans le mois de septembre 1849, s'étant exposé au froid, le corps en sueur, il eut de nouveau des accès de fièvre irréguliers, et il fut pris, en outre, d'une toux très-vive, suivie d'une expectoration muqueuse et jaunâtre : celle ci, d'abord rare, devint plus tard assez abondante et épaisse ; la toux provoquait de la douleur entre les épaules et le long du sternum ; il y avait un peu de gêne dans la respiration, une céphalalgie presque continue.

Bouvier vient à l'hôpital le 7 novembre 1849, et présente les phénomènes suivants : température normale de la peau, pouls assez plein, à 76-80 pulsations ; face un peu colorée, toux fréquente, revenant surtout par quintes ; expectoration abondante de crachats épais, abondants, puriformes, non sanguinolents ; percussion sonore à droite, offrant de la matité à la base du poumon gauche ; bruit respiratoire naturel dans tout le côté droit, un peu exagéré au sommet du poumon gauche, mais devenu très-obscur à la base de ce dernier ; point d'égophonie ; bronchophonie exagérée, principalement au côté gauche, vers la partie postérieure ; battements du cœur réguliers et normaux ; langue blanche, peu de soif, appétit conservé, ventre indolent, selles naturelles.

Du 7 novembre au 15 décembre, on prescrit les moyens ordinairement employés dans la bronchite chronique, c'est-à-dire loochs opiacés, oxide d'antimoine, révulsifs sur les extrémités, tisanes émollientes, régime doux ; mais l'affection catarrhale persiste avec la même intensité et la même expectoration.

Le 16, pouls calme, à 64-68 pulsations, régulier ; toux fréquente, expectoration abondante, épaisse, jaune-verdâtre, d'aspect purulent ; point de dyspnée ; sonorité générale du thorax ; bruit respiratoire fort obscur à la base du poumon gauche ; battements du cœur réguliers, langue blanche, appétit, point de soif, ventre indolent, selles naturelles. (Potion avec tartre stibié, 0,30 ; laudanum de Sydenham, 10 gouttes.)

Cette potion est encore administrée le 17. Le premier jour, il y a des évacuations alvines nombreuses ; mais, le lendemain, la tolérance s'était établie ; le pouls donnait encore 68-70 pulsations ;

la toux et l'expectoration n'avaient subi aucun changement.

Le 18 et le 19, on prescrit chaque jour le *tartre stibié* à la dose de **35** centigrammes avec 10 gouttes de laudanum de Sydenham. La tolérance persiste, la toux paraît moindre, et l'expectoration semble avoir un peu dimiminué; la respiration n'est point gênée, le pouls conserve le même calme; du reste, les organes digestifs ne paraissent nullement affectés; il n'y a ni nausées, ni vomissements, ni évacuations alvines copieuses.

Le 20, la dose du *tartre stibié* est portée à **40** centigrammes, et continuée chaque jour jusqu'au 23. Comme précédemment, il y a tolérance très-grande; l'expectoration diminue d'une manière sensible; elle semble être moins épaisse, moins jaunâtre. Il n'y a, du reste, ni dyspnée, ni douleur au ventre.

Le 24, la dose de l'*émétique* est élevée de nouveau; elle est portée à **45** centigrammes et administrée jusqu'au 27. Cette dose est encore parfaitement bien supportée par l'estomac; pendant ces quelques jours, l'expectoration change complétement; déjà, elle avait diminué; aujourd'hui, elle est devenue aqueuse et blanchâtre.

Le 28, la tolérance n'existe plus, le ventre devient le siége de vives douleurs; il y a des coliques, un sentiment de chaleur au creux épigastrique, de la diarrhée et quelques vomissements. La cessation de l'emploi du tartre stibié suffit pour arrêter tous ces phénomènes; le calme revient; la toux et l'expectoration ont entièrement disparu. La guérison définitive était acquise le 8 décembre 1849.

77° OBSERVATION. — Jean Gueneau, âgé de cinquante-huit ans, peintre-vitrier, est d'une constitution assez robuste, d'un tempérament lymphatique. Il a eu fréquemment des coliques de plomb, qui toutes ont été traitées par des purgatifs. La dernière affection de ce genre date de quatre ans.

Depuis quinze ans au moins, Gueneau était sujet à une toux fréquente, opiniâtre, suivie d'une expectoration muqueuse, jaune-verdâtre et assez abondante. Il éprouvait, en outre, une douleur qui augmentait par les mouvements du tronc et les efforts d'inspiration; il ressentait aussi une dyspnée habituelle qui s'exaspérait par la marche. Il avait eu quelquefois, la nuit, des réveils brusques en sursaut, et même il était obligé d'aller à la fenêtre respirer l'air. Ces derniers accidents n'avaient qu'une courte durée; ils ne se remarquaient qu'à de longs intervalles; mais la toux était habituelle et l'expectoration abondante, jaune-verdâtre; souvent il était survenu des accès de fièvre à type irrégulier et à périodes indéterminées. Gueneau était déjà venu à l'hôpital; quelques loochs opiacés avaient calmé sa toux, le mal n'avait jamais cessé d'une manière satisfaisante. Le 7 décembre 1849, il y revient, fatigué de nouveau par sa bronchite, qui depuis deux mois était plus intense.

Teint légèrement jaunâtre de la peau, pouls à 96-100 pulsations, régulier; toux fréquente, surtout la nuit; expectoration abondante de crachats jaunâtres, épais, non sanguinolents; dyspnée habituelle; percussion sonore dans toute l'étendue de la poitrine; la sonorité est même exagérée en avant, sur les côtés du sternum; au sommet de chaque poumon, souffle bronchique très-prononcé, râles muqueux à la base du poumon droit, râle sibilant sonore vers la partie moyenne du poumon gauche; bronchophonie exagérée sous les clavicules et aux angles inférieurs de chaque omoplate; battements du cœur profonds, sourds, sans bruits spéciaux; langue blanche, peu de soif, appétit, ventre entièrement insensible à la pression, selles naturelles.

Du 7 décembre au 16 du même mois, le malade est soumis à l'usage de l'oxymel scillitique, de la teinture digitale et du laudanum de Sydenham. La réunion de ces divers médicaments modère l'action du cœur, diminue le nombre des pulsations et calme la dyspnée: la toux persiste avec la même intensité, et l'expectoration est toujours abondante, épaisse et puriforme. Du reste, le pouls a repris son rhythme habituel, la respiration est facile; il y a de l'appétit, le ventre n'est nullement douloureux, et les selles sont naturelles.

Le 16, on commence alors le *tartre stibié* à la dose de **30** centigrammes, associé à 10 gouttes de *laudanum de Sydenham*. Pendant deux jours, cette même dose est administrée. Il y a quelques vomissements bilieux, verdâtres, et plusieurs évacuations alvines liquides; la toux paraît avoir diminué, l'expectoration n'est nullement modifiée.

Du 18 au 24, le *tartre stibié* est prescrit chaque jour à la dose de 35 centigrammes. La tolérance paraît s'établir; cependant, elle n'est pas complète; car, les 22 et 23, il y a des évacuations alvines copieuses; le pouls qui, au début de l'emploi de l'émétique, avait été calme (il ne dépassait pas alors 68-70), semble devenir plus fréquent; il est monté à 90 pulsations; il est toujours fort régulier; la toux a diminé, et l'expectoration n'est plus aussi copieuse. On ne voit plus chaque matin cette quantité considérable de crachats répandus sur le linge destiné à les recevoir. On peut même remarquer un changement dans la nature de cette expectoration: elle n'est plus aussi épaisse, elle tend à devenir moins opaque, blanchâtre; elle est écumeuse.

Le 25, on prescrit 40 centigrammes de *tartre stibié*, qui ne fatiguent nullement l'estomac.

Les 26 et 27, c'est à 50 centigrammes qu'est portée la dose du *tartre stibié*. L'influence de l'émétique est alors très-évidente : la toux est presque nulle; l'expectoration a notablement diminué; elle est, en outre, entièrement aqueuse, blanchâtre et presque nulle. Il est à remarquer que le pouls a conservé la même fréquence. Depuis le 25, il a donné toujours 96-100 pulsations.

Quelques douleurs survenues au creux épigastrique ont fait suspendre le tartre stibié; son emploi était devenu inutile, puisque la toux et l'expectoration avaient à peu près disparu. Vu la fréquence du pouls si tenace et un commencement d'œdème aux membres, on a administré des pilules avec la digitale, la scille et la scammonée. Ces médicaments, continués pendant huit jours, ont fait disparaître ces nouveaux accidents.

Le 12 janvier 1850, la guérison était bien assurée, et le malade sortait de l'hôpital.

78ᵉ OBSERVATION. — Léonard Neige, âgé de soixante-sept ans, scieur-de-long, est d'une constitution assez forte, d'un tempérament sanguin. Dans le mois d'avril 1849, il eut une pleuropneumonie gauche, qui fut traitée avec vigueur par les émissions sanguines générales et locales, les révulsifs et l'oxide blanc d'antimoine. La phlegmasie pulmonaire se dissipa; mais il est resté depuis lors une toux opiniâtre, qui, d'abord sèche, s'est accompagnée plus tard d'une expectoration abondante et jaunâtre. Cette toux reprit une certaine intensité au commencement d'octobre 1849, et les crachats qui l'accompagnaient étaient plus nombreux. Une douleur de nature rhumatismale survint à la jambe gauche; il n'y avait ni gonflement, ni chaleur. Fatigué plutôt par la bronchite que par la douleur rhumatismale, Neige vint à l'hôpital le 14 novembre 1849; il se trouvait dans l'état suivant : pouls calme, régulier, à 66 pulsations; température de la peau naturelle, toux fréquente, expectoration abondante, épaisse, jaune-verdâtre, d'aspect purulent; aucune gêne de la respiration; percussion sonore dans toute la poitrine, excepté à la base du côté droit, où l'on trouve une certaine matité; bruit respiratoire normal dans tout le côté droit du thorax, un peu exagéré au sommet du poumon gauche, sibilant à la base de ce dernier; en arrière, on distingue encore quelques bulles de râles sous-crépitants; il n'y a aucune apparence d'égophonie; langue blanche, appétit, peu de soif, ventre insensible à la pression, selles rares.

Du 14 novembre au 17 décembre, on prescrit chaque soir une potion, dans laquelle entre l'extrait gommeux d'opium; de plus, des tisanes adoucissantes, un régime doux; mais il n'en résulte aucun amendement dans l'état de ce malade.

Le 18, on administre le *tartre stibié* à la dose de **30** centigrammes avec 5 centigrammes d'extrait thébaïque : cette même dose est répétée le 19 et le 20. Le premier jour, il y a des évacuations alvines abondantes, deux vomissements bilieux jaunâtres; puis la tolérance s'établit.

Du 21 au 26, on prescrit **40** centigrammes de *tartre stibié* avec extrait thébaïque, 5 centigrammes. La tolérance devient complète, le pouls est calme, ne dépasse pas 60-66 pulsations; l'expectoration est moins abondante, moins épaisse, moins jaune-verdâtre. Il n'y a aucune douleur au ventre, point de soif, l'appétit est conservé et satisfait.

Le 26, le *tartre stibié* est porté à 45 centigrammes, et, le 27, à 50 centigrammes. L'estomac supporte, sans en être fatigué, les doses d'émétique; la tolérance est toujours parfaite; le ventre n'est le siége d'aucune douleur; il n'y a aucune évacuation alvine; la toux est presque nulle, l'expectoration a presque entièrement disparu; elle est aqueuse et tant soit peu blanchâtre.

Dès ce moment, le tartre stibié n'est plus employé. On donne quelques loochs calmants, l'amélioration se soutient. Le 9 décembre, la guérison est assurée d'une manière définitive.

79e OBSERVATION. — Gillot (Jean), âgé de cinquante-cinq ans, décrotteur, est d'une constitution forte, d'un tempérament lymphatico-sanguin. Sa poitrine est largement développée; il n'a jamais été sérieusement malade; depuis deux ans, il a une toux qui a toujours une grande intensité, et qui s'accompagne le plus souvent d'une expectoration abondante et muqueuse. Il est venu fréquemment à l'hôpital. Quelques loochs opiacés, des vésicatoires aux cuisses et sur la poitrine ont pu calmer la toux, mais ils n'ont jamais eu une influence définitive. Depuis le commencement de novembre 1849, la toux est devenue plus fréquente; elle provoque même une douleur vive derrière le sternum, et détermine de la gêne dans la respiration; néanmoins, il n'y a jamais eu de fièvre.

Le 25 décembre 1849, Gillot vient à l'hôpital. Le pouls est très-calme et ne donne que 60-64 pulsations; la peau a une chaleur naturelle, la toux très-fréquente provoque une vive douleur au niveau du sternum; elle est accompagnée d'une expectoration abondante de crachats muqueux, jaunâtres, non sanglants; il n'y a point de dyspnée; la poitrine est, en général, sonore dans toute son étendue; en avant et de chaque côté du sternum se distinguent des râles muqueux; à la base et surtout en arrière, ce sont des râles sous-crépitants; les battements du cœur sont étendus, réguliers; la langue est couverte, au centre, d'un enduit blanchâtre, épais; il y a de l'appétit, peu de soif, de l'amertume de la bouche, le ventre est indolent, souple; les selles sont naturelles.

Du 25 décembre au 10 janvier, on administre des potions opiacées, du kermès, de l'oxide blanc d'antimoine. L'insuffisance de ces moyens est bien constatée; la toux persiste avec la même intensité, l'expectoration offre le même caractère; elle est toujours aussi abondante. Le pouls donne 60 pulsations. (Potion avec tartre stibié, 0,40; laudanum de Sydenham, 15 gouttes.)

Soir. Tolérance parfaite; pouls à 76 pulsations, peu développé; ventre indolent, langue blanche, aucun changement dans la toux et l'expectoration.

Le 12, pouls à 76-80, toux fréquente, expectoration encore abondante de crachats épais, jaunâtres, purulents; aucune douleur à la gorge et au ventre. (Potion avec tartre stibié, 0,50; laudanum de Sydenham, 1,0.)

La tolérance est complète. Cette potion est renouvelée le 13, et ne détermine aucune modification notable.

14. Pouls à 68 pulsations, moins de toux, crachats moins abondants, mais toujours puriformes, opaques, jaunâtres; respiration fort calme, langue blanchâtre, appétit, ventre indolent, selles naturelles. (Potion avec tartre stibié, 0,55; laudanum de Sydenham, 1,0.)

15. Tolérance parfaite, crachats bien moins abondants, moins puriformes, moins épais, moins jaunâtres; pas de toux, pouls calme. (Potion avec tartre stibié, 0,60; laudanum de Sydenham, 1,0.)

Soir. Ni nausées, ni vomissements, ni selles; diminution notable des crachats, qui sont devenus moins jaunâtres, plus aqueux.

16. Pouls à 60 pulsations, régulier; pas de toux, crachats rares et aqueux; ventre souple, insensible à la pression; langue blanche, peu de soif, appétit bien conservé. (Potion avec tartre stibié, 0,60; laudanum de Sydenham, 1,0.)

Soir. Tolérance parfaite, aucune douleur à la gorge, ni au ventre; pouls calme, sonorité générale du thorax; bruit respiratoire partout naturel et distinct.

17. Le malade éprouve une amélioration notable; il a même

pris de l'embonpoint; il a plus d'appétit que précédemment ; le sommeil est fort calme, la toux presque nulle, l'expectoration rare, aqueuse et blanchâtre. On donne encore la potion stibiée comme hier; mais, le 18, se trouvant si bien, le malade veut quitter l'hôpital.

80ᵉ OBSERVATION. — Jean Bancon, âgé de trente-cinq ans, terrassier, a toutes les apparences d'une bonne constitution; il est de haute taille, son système musculaire est très-développé. Il a eu fréquemment des fièvres intermittentes qui ont exigé l'emploi du sulfate de quinine.

Depuis l'année 1847, il est sujet à une toux qui était habituellement assez rare, et qui s'exaspérait l'hiver. A cette époque, il était obligé souvent de quitter son ouvrage et de rester chez lui pendant un et même deux mois. Pendant l'hiver de 1848, il eut un point pleurétique qui nécessita l'emploi des saignées générales et locales et des vésicatoires. Au commencement de décembre 1849, cette bronchite reprit une nouvelle intensité : Bancon avait travaillé quelques heures ayant les pieds dans l'eau. La toux devint très-fréquente; elle provoquait des douleurs le long du sternum, s'accompagnait d'une expectoration abondante et jaunâtre, ne contenant pas de sang. Il n'y avait eu, du reste, ni dyspnée, ni fièvre bien prononcée.

Le 26 décembre 1849, Bancon est admis à l'hôpital; il est dans l'état suivant : pouls un peu fréquent, à 72-76 pulsations; peau chaude, toux fréquente, revenant par quintes, provoquant une douleur le long et sur les côtés du sternum, accompagnée d'une expectoration abondante, épaisse, jaune-verdâtre; dyspnée légère; percussion sonore dans toute l'étendue de la poitrine; respiration bronchique sous les clavicules, accompagnée à la base de la poitrine de râles muqueux et sous-crépitants; battements du cœur étendus, mais réguliers; céphalalgie intense avec vertiges; langue blanche, peu de soif, appétit; ventre un peu douloureux à l'épigastre, indolent dans le reste de son étendue; selles naturelles.

Une saignée du bras est pratiquée; le caillot résultant de cette saignée est mou, volumineux et sans couenne. Cette perte de sang diminue la force et la fréquence du pouls; mais la toux est aussi intense, l'expectoration ne diminue pas. Le kermès, l'opium sont encore employés sans utilité notable.

Le 12 janvier 1850, le pouls est à 60-64 pulsations; la langue est jaunâtre, le ventre indolent; il y a de l'appétit, peu de soif, de la constipation; la toux est très-fréquente, l'expectoration abondante de crachats épais, jaunâtres, puriformes; la douleur n'existe plus le long du sternum, la respiration n'est plus gênée; on distingue encore des râles muqueux et sous-crépitants à la base de la poitrine. (Potion avec tartre stibié; 0,30; laudanum de Sydenham, 15 gouttes.)

Soir. Trois selles liquides, point de vomissements, langue blanche, ventre indolent, appétit, toux vive, aucune modification dans la quantité et la nature de l'expectoration.

13-14. Rien de particulier. (Potion avec tartre stibié, 0,40; laudanum de Sydenham, 15 gouttes.)

La tolérance s'établit d'une manière complète, l'appétit est conservé, le ventre ne devient le siége d'aucune douleur, même à la pression; la toux a diminué d'une manière fort sensible, et déjà les crachats, quoique toujours puriformes, sont moins abondants.

Le 15, l'expectoration est presque nulle, mais encore muqueuse, jaunâtre; le pouls est entièrement calme, la respiration fort naturelle; aucune douleur n'existe ni à la gorge, ni au ventre, ni à la poitrine.

Le 16 et le 17, on continue la *potion stibiée* à la dose de 40 centigrammes avec un gramme de *laudanum de Sydenham*. L'amélioration est très-évidente. Le malade ne tousse et ne crache plus; il a bon appétit, n'éprouve aucune douleur. Le 18, il quitte l'hôpital.

Les quarante et un faits de bronchite chronique que je viens de rapporter, ont entre eux des traits de ressemblance qui permettent de les rapprocher et de les comparer. Il me semble convenable d'en donner un résumé sommaire et statistique.

Ils ont été recueillis sur trente-neuf hommes et deux femmes.

8 malades avaient de 20 à 30 ans.
14 — de 30 à 40
6 — de 40 à 50
10 — de 50 à 60
2 — de 60 à 70
1 — de 70 à 80

Ces cas de bronchite ont donc été plus communs chez les individus qui avaient moins de cinquante ans, que chez ceux qui avaient dépassé cet âge; ils ont été plus fréquents de vingt à trente ans que de soixante à quatre-vingts ans. Cependant, la bronchite chronique est regardée généralement comme une affection propre à la vieillesse.

La plupart des malades avaient des professions qui les exposaient aux vicissitudes atmosphériques, et les obligeaient à des travaux pénibles. Ainsi, sur ce nombre de quarante et un, il y avait 16 terrassiers, 3 charpentiers, 2 scieurs de long et 2 portefaix.

Presque tous avaient été atteints d'affections diverses avant leur entrée à l'hôpital; quelques-uns avaient eu des fièvres intermittentes, d'autres une pleurésie ou une pneumonie; quatre avaient éprouvé une hémoptysie. En général, ils avaient été déjà atteints de bronchites, soit aiguës, soit chroniques. Cette maladie remontait à un an, trois ans, quatre ans, cinq ans, six ans, sept ans, onze ans et quinze ans : une fois, elle existait dès l'enfance.

La bronchite pour laquelle ces malades venaient à l'hôpital datait 18 fois de deux mois, 7 fois de trois mois, 3 fois de quatre, autant de cinq et six mois, 1 fois d'un an, 2 fois de trois ans.

Chez un grand nombre, la bronchite s'était renouvelée avec une grande facilité. C'est ordinairement en hiver que cette phlegmasie récidive; toutefois, les malades ont été ainsi distribués : il y en a eu 8 en hiver, 12 au printemps, 14 en été, et 7 en automne.

Chez tous, on observait une toux fréquente, opiniâtre, qui souvent s'exaspérait la nuit; elle déterminait, par son intensité, des vomissements, des douleurs dans quelques points du thorax ou de l'abdomen.

L'expectoration était abondante; plusieurs fois les crachats, au début, avaient été teints de sang; dans les autres cas, ils avaient été d'abord aqueux, muqueux; ils avaient pris ensuite de la consistance; ils étaient devenus épais, jaunâtres et d'aspect purulent. J'insiste sur ces caractères, parce qu'ils méritent de fixer l'attention. La quantité de l'expectoration était considérable. Tous les matins, de larges surfaces étaient recouvertes de ces crachats, que l'on eût dit provenir de vastes cavernes pulmonaires.

Des douleurs se sont fait ressentir, soit au sternum, soit entre les épaules.

En général, la respiration n'était pas gênée; il n'y eut d'oppression que chez peu d'individus.

Le thorax, percuté, offrait de la sonorité dans presque toute son étendue; cependant, quelques points circonscrits présentaient de la matité, soit d'un côté, soit de l'autre; parfois, vis-à-vis l'angle inférieur du scapulum; plusieurs autres fois, sous l'une des clavicules.

Le murmure respiratoire s'entendait assez bien dans toute la poitrine, surtout en avant et sous les clavicules; il était plus faible sur les côtés. Quelques râles se firent distinguer, plus souvent le muqueux que le sibilant; parfois, des craquements aux fosses sus et sous-épineuses. Il y avait aussi une bronchophonie bien manifeste.

Les battements du cœur étaient réguliers; le pouls était plus ou moins fréquent; il y a eu, néanmoins, des exacerbations prononcées et même des accès fébriles, qui disparurent sans le secours de l'anti-périodique; mais cette fréquence du pouls était bien différente de celle qui a lieu dans la phthisie pulmonaire; elle n'augmentait pas le soir : il n'y avait pas de sueur la nuit.

La céphalalgie a été notée plusieurs fois avec vertiges.

Les voies digestives n'ont présenté que de faibles ou passagères altérations.

Plusieurs moyens de l'art avaient été employés sans succès : la saignée, les ventouses scarifiées, les vésicatoires aux membres inférieurs et sur la poitrine, les emplâtres stibiés, les cautères, le kermès, l'oxide blanc d'antimoine, l'opium à doses diverses, l'oxymel scillitique, etc., n'avaient changé en rien l'état des malades.

Le tartre stibié fut donné aux doses de 30, 40, 50 et 60 centigrammes, avec 3, 4 et 5 centigrammes d'opium. Quatre malades en prirent, en tout, moins d'un gramme; huit, de 1 à 2 grammes; six, de 2 à 3 grammes; quatre, de 3 à 4 grammes; huit, de 4 à 5 grammes; quatre, de 5 à 6 grammes; trois, de 7 à 8 grammes; un, plus de 8 grammes; deux, plus de 9, et un en prit 10 grammes et 19 centigrammes.

Le traitement stibié dura, chez neuf malades, moins de 5 jours; chez treize, de 5 à 10 jours; chez neuf, de 10 à 15 jours; chez quatre, de 15 à 20 jours; chez trois, de 20 à 25 jours, et chez trois encore, de 25 à 30 jours.

Les effets obtenus furent assez prompts; la toux céda la première. Ce changement s'est effectué chez treize malades dès le 2me jour; chez dix, le 3me; chez huit, le 4me; chez six, le 6me; chez quatre, du 8me au 12me jour.

La diminution de l'expectoration s'est montrée en même temps, mais les crachats n'ont cessé de présenter l'aspect purulent que quelques jours après. Cette transformation s'est opérée onze fois avant le 4ᵐᵉ jour, vingt et une fois du 5ᵐᵉ au 10ᵐᵉ jour, huit fois du 11ᵐᵉ au 30ᵐᵉ jour. On peut donc dire que ces changements ont été assez rapidement obtenus.

Chez un seul, sur quarante et un malades (celui de la 68ᵉ observation), le tartre stibié n'a apporté aucune modification, soit dans la toux, soit dans les crachats.

Le pouls, qui était en général calme ou peu fréquent, a conservé le même caractère chez trente-deux malades : cinq fois il a été sensiblement ralenti, et quatre fois accéléré.

Les effets sensibles du tartre stibié sur les organes digestifs ont été peu considérables.

La tolérance s'est établie d'emblée chez onze malades; elle ne s'est maintenue que huit fois. L'intolérance a persisté pendant toute la durée du traitement stibié, chez cinq malades.

Les vomissements ou les selles liquides ont ordinairement cessé dès le deuxième ou le troisième jour; le tartre stibié était supporté avec la plus grande facilité, les fonctions digestives n'étaient nullement troublées; les malades ont pu prendre du bouillon, de la soupe, du riz au lait, du pain, et même dans les derniers temps du traitement prolongé du tartre stibié, ils ont eu divers aliments solides, et les ont très-bien digérés.

Il est survenu des indices d'irritation de l'entrée des voies digestives. Il y a eu de la rougeur dans le pharynx chez un malade, éruption pustuleuse chez quelques autres. Ces affections ont cessé rapidement.

§ VI. PHTHISIE PULMONAIRE.

Il était naturel de croire que la médication stibiée, si puissante dans les bronchites chroniques, modifiant et supprimant cette abondante expectoration qui jadis eût fait croire à l'ulcération pulmonaire, aurait sur la phthisie une action utile; mais les essais ont été absolument infructueux. M. Bricheteau n'avait obtenu aucun succès. Les faits suivants prouvent que l'art ne peut rien attendre, en pareille occurrence, de la méthode rasorienne. La tolérance la plus parfaite, malgré la nature non inflammatoire de la maladie, n'a pas eu plus de succès que l'intolérance.

81ᵉ OBSERVATION. — Hugon (Jean), âgé de vingt ans, décrotteur, est d'une constitution délicate, d'un tempérament lymphatico-sanguin. Son père et sa mère jouissent d'une bonne santé.

Vers la fin d'octobre 1844, il vint à l'hôpital, ayant une toux qui datait de trois mois, et qui, d'abord sèche, s'était accompagnée plus tard d'une expectoration muqueuse et blanchâtre. A cette époque, il n'y avait que peu de fièvre, point de dyspnée. La percussion offrait, sous les clavicules, une légère matité, et le bruit respiratoire y présentait une certaine rudesse; l'amaigrissement n'était pas prononcé. Hugon resta dix jours à l'hôpital, prit quelques potions opiacées, et, se sentant soulagé, sortit.

Il revint à l'hôpital le 24 novembre 1844; alors il avait une fièvre plus constante; la toux était plus intense; l'expectoration avait pris une teinte jaune-verdâtre; elle était devenue épaisse et abondante. Les phénomènes locaux s'étaient modifiés: ce n'était plus seulement une respiration rapeuse que l'on distinguait sous les clavicules, mais il y avait des râles muqueux à grosses bulles, une bronchophonie qui se rapprochait beaucoup de la pectoriloquie ; les organes digestifs, dans leurs fonctions, ne paraissaient pas altérés. On eut recours à des potions opiacées, à des boissons pectorales, au kermès, à des révulsifs sur les membres inférieurs : ce furent là les principaux moyens employés du 24 novembre au 1ᵉʳ janvier. A cette époque, il y avait une amélioration légère dans l'état du malade, et il voulut quitter encore l'hôpital; mais il y revint le 7 janvier. On observait alors une toux vive, suivie d'une expectoration abondante, épaisse et jaunâtre. Il y avait de la fièvre, surtout le soir; quelques sueurs la nuit; la respiration parfois était gênée; il y avait de l'amaigrissement et une diminution réelle des forces; la poitrine présentait de la matité sous les clavicules, et, en ces derniers points, on distinguait des râles muqueux à grosses bulles, et un retentissement de la voix, qui se rapprochait beaucoup de la pectoriloquie.

Du 7 janvier au 20 du même mois, on employa l'iodure de potassium à la dose de 40 centigrammes, puis 50, et, enfin, un gramme par jour. Il n'y eut aucune amélioration dans l'état du malade. La toux offrait la même intensité, l'expectoration la même nature, la même abondance; les fonctions digestives s'exécutaient d'une manière fort régulière. On commença dès lors (20 janvier), à administrer le *tartre stibié* à la dose de 20 centigrammes, uni à 5 centigrammes d'*extrait gommeux d'opium* dans une potion.

Ce médicament fut administré depuis le 20 janvier jusqu'au 6 février. Il fut porté progressivement depuis la dose de 20 centigrammes jusqu'à celle de 60 centigrammes, toujours avec addition de 5 centigrammes d'extrait thébaïque. Les deux premiers jours, il détermina quelques vomissements bilieux et de la diarrhée; plus tard, il n'y eut plus qu'une seule évacuation alvine par jour; mais on n'obtint aucune amélioration du côté de la toux, ni de l'expectoration. En effet, les crachats étaient toujours aussi abondants, aussi épais, aussi purulents; le pouls ne fut pas ralenti; le matin, il donnait 72 pulsations, il atteignait le soir le chiffre de 96 et 100.

Voyant le tartre stibié impuissant à arrêter la marche de la phthisie pulmonaire, on suspendit cette médication ; on donna avec un régime tonique, quelques loochs simplement opiacés. Ce traitement fut suivi depuis le 7 février jusqu'au 24 du même mois. Pendant ce laps de temps, il n'y eut aucun phénomène nouveau digne d'être mentionné. L'état morbide persistait sans présenter de changements.

Le 28 février, on observait les symptômes suivants : face pâle, amaigrie, pommettes saillantes, colorées chaque soir; pouls à 80-84 le matin, et dépassant le soir 110-114 pulsations; amaigrissement général, faiblesse, toux plus vive la nuit que le jour; expectoration abondante, épaisse, jaune-verdâtre, purulente; point de dyspnée; matité au sommet de chaque poumon, sous les clavicules; gargouillement; pectoriloquie de chaque côté, mais plus prononcée à droite qu'à gauche; à droite, à la base, bruit respiratoire très-faible, très-obscur; à gauche, au contraire, il est normal; battements du cœur étendus, sonores, précipités; ventre indolent, langue naturelle, une ou deux selles diarrhéiques par jour.

On reprend le *tartre stibié*; il est administré pendant six jours; de 30 centigrammes, il est rapidement porté à 50 et 60 centigrammes. Les deux premiers jours, il détermine des vomissements et de la diarrhée; plus tard, il est toléré sans fatiguer l'estomac. Encore, comme précédemment, il ne paraît avoir aucun effet salutaire sur la toux, sur l'expectoration et la fréquence du pouls. La toux est toujours aussi vive, les crachats sont aussi abondants et conservent le même aspect purulent; le pouls donne toujours 110-116 pulsations; les sueurs nocturnes deviennent plus copieuses, et l'amaigrissement fait des progrès sensibles. D'un autre côté, le ventre n'est le siége d'aucune douleur; la langue est blanche; il y a de l'appétit, peu de soif.

L'inefficacité du tartre stibié à haute dose étant de nouveau bien constatée, on le cesse, et alors on n'emploie plus que des tisanes pectorales, des potions opiacées et légèrement toniques, un régime doux. La maladie marche lentement, elle parcourt ses fatales périodes. La maigreur augmente en même temps que la perte des forces; le gargouillement, la pectoriloquie, observés sous les clavicules, deviennent plus évidents; enfin, la mort arrive le 27 mars.

NÉCROPSIE FAITE LE LENDEMAIN. — *Habitude extérieure.* Amaigrissement général, peu de roideur des membres et point d'infiltration.

Thorax. Le poumon gauche présente, à son sommet, trois cavités ayant environ 7 centimètres de diamètre, remplies par une matière épaisse et purulente; le tissu pulmonaire qui entoure ces cavités est devenu plus compact; il est parsemé de tubercules, encore à l'état de crudité. Dans son lobe inférieur, le tissu pulmonaire offre encore une certaine densité; plongé dans l'eau, il ne surnage pas.

Le poumon droit est creusé, dans son lobe supérieur, d'une cavité qui paraît résulter de la réunion de plusieurs autres; elle est anfractueuse, inégale, traversée par des brides épaisses. Dans le reste de son étendue, le poumon est engoué, offrant encore des tubercules isolés et à l'état de crudité.

Cœur. Volume normal, orifices libres.

Abdomen. La muqueuse gastrique a une teinte rougeâtre bien manifeste; il n'y a ni ramollissement, ni ulcération. Dans les intestins, l'injection est générale.

Le foie, la rate et les reins n'offrent aucune altération notable.

Malgré une tolérance parfaite et deux fois constatée, l'émétique n'a eu aucune prise sur le maladie : il n'a même pas diminué l'expectoration. La lésion organique a marché, peut-être même a-t-elle été activée dans ses progrès.

L'estomac et les intestins offraient des traces de phlogose : celle-ci tenait-elle à l'emploi de l'émétique? Ce serait assez probable ; car les voies digestives n'avaient offert auparavant aucun indice morbide.

82ᵉ OBSERVATION.— Lejean (Joseph), âgé de trente-neuf ans, ébéniste, d'une constitution assez bonne, d'un tempérament sanguin, est issu de parents qui ont toujours joui et qui jouissent encore d'une bonne santé.

En 1842, ayant voulu prendre un bain froid, son corps étant couvert de sueur, il fut pris d'une laryngo-bronchite, qui se dissipa assez promptement. Depuis lors, il devint sujet à s'enrhumer facilement; aussi, fut-il souvent exposé à avoir une toux ordinairement sèche, revenant par quintes, sans fièvre, ni douleur dans la poitrine.

Dans le mois de septembre 1845, à la suite d'un refroidissement, la toux devint plus forte, provoquant un sentiment de déchirure le long du sternum; elle fut suivie d'une expectoration légèrement sanglante; il y eut quelques accès de fièvre irréguliers, à type tout à fait indéterminé. Une saignée du bras apaisa l'excitation fébrile, la toux parut diminuer.

Vers la fin de novembre, Lejean voulut recommencer à travailler; il suivit un régime plus excitant et entreprit un ouvrage pénible. Aussitôt après, il eut une nouvelle hémoptysie; le sang expectoré était abondant, d'un rouge vermeil; la toux devint fréquente, la fièvre continue avec des exacerbations chaque soir; plus tard, les crachats prirent un caractère purulent; en même temps, l'amaigrissement et la faiblesse faisaient des progrès, et les sueurs nocturnes étaient plus copieuses.

Le 1er février 1846, Lejean entre à l'hôpital, et on observe l'état suivant : pâleur et dépression notable des traits de la face, maigreur générale, aplatissement considérable des avant-bras, pouls petit, peu développé, concentré, à 96-100 pulsations; toux fréquente, expectoration abondante de crachats épais, opaques, verdâtres, purulents; douleur sous-sternale; point de dyspnée. La percussion fournit un son mat au-dessous de chaque clavicule; partout ailleurs la sonorité est naturelle. L'auscultation fait distinguer, sous chaque clavicule, de gros râles muqueux, bien analogues au gargouillement; dans les fosses sus et sous-épineuses, des râles sibilants fins et des craquements; dans le reste de la poitrine, ce sont des râles sibilants. Le retentissement de la voix sous les clavicules est éclatant; il se rapproche beaucoup de la pectoriloquie. Les battements du cœur sont étendus, mais réguliers; la langue est rouge sur les bords et à la pointe; il y a peu de soif; aucune douleur au ventre, les selles sont naturelles. (Tisane pectorale, looch avec extrait thébaïque, 0,05; laitage pour nourriture.)

Le soir, le pouls donne 104-110 pulsations; il y a une toux presque continue et une expectoration abondante et puriforme.

Le 3, il n'y avait eu aucune modification dans l'état de ce malade; le pouls avait la même fréquence, c'est-à-dire donnait le matin, 90, et le soir, 112 pulsations; la toux était très-vive, l'expectoration abondante et purulente; les phénomènes thoraciques, sous le rapport de la percussion et de l'auscultation, n'étaient point modifiés; le ventre n'était point douloureux; il n'y a pas eu de diarrhée. (Potion avec tartre stibié, 0,25; extrait thébaïque, 0,05.)

Soir. Quelques nausées après la première cuillerée de potion, point de vomissements, une selle diarrhéique, pouls à 100-104 pulsations.

4. Expectoration aussi abondante et toujours purulente; toux continue, point de dyspnée, pouls fréquent, à 80 pulsations; ventre indolent, langue blanche, sueurs copieuses la nuit dernière. (Potion avec tartre stibié, 0,30; extrait thébaïque, 0,05.)

Soir. Vomissements copieux après la deuxième cuillerée de potion, deux selles liquides après la cinquième, pouls à 100 pulsations, petit, concentré.

5. Sommeil plus calme la nuit dernière; expectoration non modifiée, même intensité de la toux, aucune gêne de la respiration, matité sous chaque clavicule; de chaque côté, dans les mêmes régions, râles muqueux à grosses bulles, gargouillement et pectoriloquie, ventre indolent, insensible à la pression; langue rouge sur les bords et à la pointe, point de soif. (Potion avec tartre stibié, 0,30; extrait thébaïque, 0,05.)

Soir. Point de vomissements, mais trois selles liquides; pouls à 96-104.

6. Une selle liquide, point de vomissements. Le malade dit être soulagé, il paraît plus fort, dort plus calme; les phénomènes locaux n'ont pas varié, et la fièvre n'a nullement décliné; le pouls

bat toujours de 92 à 100 pulsations; les crachats sont un peu moins abondants, mais ils sont toujours épais, verdâtres, puriformes. (Potion avec tartre stibié, 0,35; extrait thébaïque, 0,05.)

Soir. Une seule évacuation liquide, point de vomissements, pouls à 92-96 pulsations.

7. Pouls à 90, expectoration évidemment moins abondante, mais toujours épaisse et purulente; point de dyspnée; aucune douleur à la poitrine, même lors d'une forte inspiration; matité très-prononcée sous chaque clavicule, avec gargouillement et pectoriloquie évidente; râles sibilants au-dessous de chaque mamelon et sur les côtés de la poitrine; amaigrissement, faiblesse, voix voilée, aucune douleur à la gorge, aucune trace d'irritation à la voûte palatine, à la luette et aux amygdales. (Potion avec tartre stibié, 0,40; extrait thébaïque, 0,06.)

Soir. Ni nausées, ni vomissements, quatre selles liquides, pouls à 96-100 pulsations.

Du 8 au 10, la dose du *tartre stibié* est portée, chaque jour, à 45 centigrammes, et celle de l'*extrait thébaïque* à 8 centigrammes. Les deux premiers jours, il y a deux évacuations alvines, et le troisième, il n'y en a qu'une seule. Du reste, on ne peut constater aucun changement dans le pouls, la toux et l'expectoration.

11. Expectoration toujours abondante et purulente, toux vive, revenant par quintes; point de dyspnée; matité sous chaque clavicule, avec gargouillement et pectoriloquie; pouls à 90-96 pulsations, point de dyspnée, sueurs nocturnes, faiblesse générale, amaigrissement considérable des membres, ventre entièrement indolent, insensible à la pression. (Potion avec tartre stibié, 0,50; extrait thébaïque, 0,10.)

Cette *même potion* est encore administrée les 12 et 13; elle détermine chaque jour deux ou trois évacuations liquides; il n'y a point de vomissements; le pouls ne perd nullement de sa fréquence: le matin, il est à 88-92 pulsations; le soir, il en donne plus de 100.

Le 14, le *tartre stibié* est donné à 40 centigrammes; le 15, à 35 centigrammes; le 16, à 30 centigrammes. Durant ces trois jours, il y a deux selles liquides chaque jour ; mais le pouls est toujours à 100, les crachats ne diminuent pas et ne perdent pas leur caractère.

Le 17, on administre encore 30 centigrammes de *tartre stibié*. Cette dose est répétée les 18, 19 et 20, A cette époque, la tolérance est encore incomplète ; il n'y a pas de vomissements ; il y a toujours deux évacuations alvines chaque jour ; la toux est très-fréquente, et l'expectoration paraît devenir plus abondante ; elle est jaunâtre, épaisse, purulente ; il n'y a pas dyspnée ; la fièvre est continue, la peau très-chaude, ardente ; le pouls, le matin, donne toujours 86-88 pulsations ; le soir, il s'élève à 108-112 pulsations. Les phénomènes locaux relatifs à la percussion et à l'auscultation se sont aggravés ; car, avec une matité sous-claviculaire plus prononcée, on distingue d'une manière bien nette le gargouillement et la pectoriloquie ; de plus, la maigreur fait des progrès sensibles et la faiblesse augmente chaque jour.

Vu l'augmentation de la fièvre et la tenacité dans les phénomènes morbides, tels que la toux, l'expectoration, etc., la *potion stibiée* est cessée le 22. On ne donne plus que des loochs opiacés et une nourriture suffisante. Peu à peu les forces diminuent, l'amaigrissement devient encore plus considérable : la mort arrive le 6 mars.

Nécropsie. — *Thorax*. Au sommet de chaque poumon, on trouve plusieurs cavités assez larges, accolées les unes aux autres, séparées par des brides : elles sont remplies par un fluide épais et purulent. Dans les parties qui ne sont pas envahies par ces cavités, le tissu pulmonaire est rempli de tubercules petits, arrondis, blanchâtres, à l'état de crudité.

Le cœur est sain.

Abdomen. La muqueuse gastrique offre une rougeur générale. Cette même coloration se rencontre encore dans tout le tube intestinal ; elle y est assez uniformément répandue : on ne trouve ni plaques, ni ulcérations.

Le foie, la rate et les reins ne présentent aucune particularité notable.

83ᵉ OBSERVATION. — Moreau (Julien), âgé de quarante-deux ans, tisserand, est doué d'une constitution bonne; sa stature est moyenne, son tempérament sanguin. Il a été atteint de diverses maladies, qui ont sensiblement altéré sa santé. En 1842, il eut plusieurs points pleurétiques qui exigèrent des émissions sanguines générales et locales. Depuis lors, il a eu presque constamment une toux très-vive, suivie d'une expectoration qui fut sanguinolente pendant près de vingt jours.

En octobre 1846, l'état de ce malade s'est aggravé : il lui a été impossible de travailler. Les phénomènes thoraciques ont pris un nouveau degré d'intensité, la toux est devenue plus fréquente, l'expectoration plus abondante, jaunâtre et purulente; la dyspnée a été plus prononcée; quelques autres phénomènes morbides ont encore compliqué cet état. Ainsi, les vomissements ont quelquefois expulsé les aliments reçus dans l'estomac. Des douleurs ont existé des deux côtés de la poitrine, principalement à gauche; elles augmentaient par le moindre mouvement du corps, par la toux, par une inspiration prolongée. Des accès fébriles ont eu lieu le soir : ils étaient caractérisés par des frissons suivis de chaleur. L'amaigrissement a été de plus en plus sensible.

Moreau présente l'état suivant, le 14 décembre 1846, lors de son entrée à l'hôpital : un peu de chaleur à la peau, pouls à 112, développé; coloration vive des pommettes, céphalalgie gravative et sus-orbitaire; toux presque incessante, expectoration d'une matière abondante, épaisse, consistante, jaune-verdâtre et purulente; 28 à 32 inspirations par minute; le thorax est assez bien conformé; la dépression sous-claviculaire est en rapport avec celle de tous les espaces intercostaux et avec la maigreur générale de l'individu. La percussion n'offre pas de matité; dans le côté gauche, la respiration est en général bruyante; au sommet, on observe, à l'inspiration, quelques bulles de râles muqueux et sous-crépitants; l'expiration y est aussi sensible et plus longue que l'inspiration; la respiration est rude dans l'inspiration sous l'aisselle, bruyante sans râles manifestes à la partie postérieure; des craquements rudes, secs et sonores, lors des grands mouvements d'inspiration, se font entendre dans la fosse sous-épineuse.

Dans le côté droit, la respiration est sonore au premier espace intercostal; on entend des bulles de râle sous-crépitant à la fin des grandes inspirations. La respiration est rapeuse, moins sensible sous l'aisselle et en arrière.

Le 15, une saignée est pratiquée, et le sang donne une couenne mince, un caillot consistant, peu de sérum.

Depuis ce jour jusqu'au 22 janvier, des loochs opiacés n'amènent aucun changement; le pouls offre toujours la même fréquence, les crachats sont verdâtres, purulents. Le 22 (Potion avec tartre stibié, 0,30; extrait thébaïque, 0,05.)

23. Pouls à 80-84 pulsations; toux fréquente, expectoration abondante, épaisse, purulente; point de dyspnée; la poitrine est sonore dans toute son étendue; le bruit respiratoire est, en général, rude et sec dans tout le côté gauche de la poitrine; au sommet, on distingue des râles muqueux et sous-crépitants; dans les fosses sus et sous-épineuses, ce sont des craquements; sous la clavicule droite, on trouve des bulles de râles sous-crépitants; le retentissement de la voix est assez éclatant, il constitue une bronchophonie et non de la pectoriloquie. (Potion avec tartre stibié, 0,30; extrait thébaïque, 0,05.)

Soir. Pouls, 108-110, déprimé, petit; tolérance parfaite de l'émétique.

24-25. Même état. (Même potion.) Tolérance parfaite.

Le 26, on prescrit encore le *tartre stibié* à la dose de 30 centigrammes; il est bien toléré, ne fatigue nullement l'estomac; mais la toux est aussi intense, l'expectoration paraît même avoir augmenté de quantité; elle est plus épaisse, jaunâtre, tout à fait purulente; le pouls augmente de fréquence: le matin, à 84-88 pulsations, il atteint, le soir, le chiffre de 116; la chaleur est vive, les sueurs nocturnes sont devenues plus copieuses, l'amaigrissement a fait des progrès sensibles.

Vu l'excitation fébrile bien évidemment augmentée, le *tartre stibié* est abandonné. On lui substitue des potions simplement opiacées; plus tard, l'infusion de digitale: ces moyens calment la toux, diminuent la fièvre. Le malade rentre chez lui au commencement d'avril.

84ᵉ OBSERVATION. — Peyrunel (Barthélemy, âgé de trente-sept ans, terrassier, est d'une constitution délicate, d'un tempérament lymphatique. Il n'a jamais eu de glandes engorgées; et, dans son enfance, il n'a présenté aucun signe pouvant dénoter l'existence d'une affection scrofuleuse.

Au commencement de l'année 1847, il eut une pleurésie du côté gauche, qui fut traitée par des saignées du bras et une application de ventouses scarifiées. La douleur se dissipa, mais le côté de la poitrine présenta toujours une certaine matité. En outre, depuis cette époque, il resta une toux fréquente, petite et sèche; parfois il y avait une fièvre irrégulière, avec des exacerbations indéterminées. Le sulfate de quinine ne put qu'imparfaitement combattre cette excitation fébrile : le soir, il y avait toujours de la chaleur à la peau. Néanmoins, Peyrunel pouvait, à certaines époques, travailler.

Le 5 mars 1848, Peyrunel est admis à l'hôpital. Pouls assez développé, de 76 à 80 pulsations par minute; amaigrissement général, pommettes injectées, toux très-fréquente, expectoration abondante de crachats épais, opaques, jaunâtres, puriformes; douleur de chaque côté du sternum, respiration gênée. La percussion offre, au-dessous de chaque clavicule, une matité plus prononcée à gauche qu'à droite. Le bruit respiratoire est faible, rude au sommet du poumon droit, avec des craquements dans la fosse sus-épineuse; en bas, du même côté, on trouve quelques râles sous-crépitants; dans le côté gauche, au-dessous de la clavicule, il y a des râles muqueux à petites bulles; inférieurement, ce sont des râles sibilants; le retentissement de la voix est beaucoup plus fort, plus éclatant sous la clavicule gauche que sous la droite; à gauche, il se rapproche assez de la pectoriloquie. Les battements du cœur sont étendus et sonores; la langue est blanche, le ventre indolent, insensible à la pression; il n'y a pas de diarrhée.

Du 5 mars au 4 avril, on prescrit successivement des potions opiacées, le kermès, l'oxide blanc d'antimoine, un emplâtre stibié entre les épaules, des vésicatoires aux cuisses, des tisanes adoucissantes, un régime convenable. Ces divers moyens n'apportent aucune modification favorable. La dégénérescence tuberculeuse paraît évidente; la fièvre est continue, avec des exacerbations chaque soir; il y a des sueurs la nuit; la toux est très-forte et l'expectoration abondante, épaisse et purulente.

Le 5, potion avec tartre stibié, 0,25; extrait thébaïque, 0,05.

Cette dose de *tartre stibié* est répétée jusqu'au 10. Dès le premier jour, la tolérance est établie; il n'y a ni nausées, ni vomissements, ni selles liquides; le ventre n'est le siége d'aucune douleur; il y a peu de soif; le pouls conserve la même fréquence; il donne 80 pulsations le matin et 104 le soir; la toux et l'expectoration ne sont nullement modifiées.

Le 10, on prescrit 40 centigrammes de *tartre stibié;* la même dose est répétée jusqu'au 16. Tolérance aussi absolue que précédemment; sueurs nocturnes plus copieuses, expectoration un peu moins abondante, toujours puriforme; même intensité de la toux, aucune diminution de la fréquence du pouls.

Du 16 au 25, on donne chaque soir 30 centigrammes de *tartre stibié*, unis à 3 centigrammes d'*extrait thébaïque*. L'estomac supporte, avec la plus grande facilité, cette dose d'émétique. Il n'y a, dans la région épigastrique, aucune douleur, aucune sensibilité; la fréquence du pouls, la nature et la quantité de l'expectoration n'ont subi aucun changement notable.

Le 25, on reprend la dose de 40 centigrammes de *tartre stibié;* elle est continuée jusqu'au 30 avril. Les six derniers jours, la tolérance gastrique est complète; la fréquence du pouls semble augmenter le soir; il y a 112 pulsations; la chaleur de la peau est plus vive, la toux offre toujours une grande intensité; les crachats conservent le même aspect purulent : ils ne diminuent pas de quantité. Les phénomènes thoraciques deviennent encore plus saillants que précédemment; sous les clavicules, la matité est bien prononcée; à gauche, il y a une véritable pectoriloquie; à droite, le retentissement de la voix est moins confirmatif.

Le *tartre stibié* demeure sans action marquée sur la marche de la maladie : celle-ci est abandonnée à elle-même. Toutefois, l'eau de goudron, l'opium, les sirops adoucissants, sont employés; mais la faiblesse fait des progrès, la maigreur augmente d'une manière fort sensible; enfin, la mort a lieu le 25 juin.

Nécropsie. — *Thorax*. Le poumon droit est parsemé de tubercules nombreux à son sommet, petits, jaunâtres, à l'état de crudité ; le poumon gauche présente, dans son lobe supérieur, deux cavernes larges, remplies d'un fluide épais, jaune-grisâtre ; dans le lobe inférieur, il y a des tubercules, la plupart un peu ramollis, quelques-uns encore à l'état de crudité ; le cœur est sain.

Abdomen. La muqueuse de l'estomac est rouge, injectée, surtout le long de la petite courbure. Cette même injection se rencontre dans les intestins : il n'y a point d'ulcérations.

Le foie, la rate et les reins n'offrent aucune lésion.

§ VII. RHUMATISME.

Laennec avait employé le tartre stibié dans le rhumatisme aigu ; Dance a rapporté vingt observations, dans lesquelles ce médicament a été mis en usage, et n'a réussi que cinq fois. Le plus ordinairement, il a produit des vomissements ou de la diarrhée.

Chez beaucoup de malades atteints de rhumatisme, le tartre stibié a été donné à la dose de 15 centigrammes, comme vomitif, et il a, de la sorte, bien réussi. C'est ce qui explique le petit nombre de faits suivants :

85° OBSERVATION.— Pierre Jousson, âgé de quarante-neuf ans, meunier, est d'un tempérament sanguin. A vingt-deux ans, il contracta la gale et se servit de diverses pommades pour s'en débarrasser. Les bains aromatiques, les frictions sulfureuses furent employés tour à tour. En 1837, le malade contracta la syphilis, ce qui ne l'empêcha pas de faire un usage abusif de vin et de liqueurs spiritueuses. Il entra à l'hôpital des vénériens, y séjourna plusieurs mois, pendant lesquels il prit une grande quantité de mercure.

Le 26 janvier 1839, Jousson s'étant exposé, ayant chaud, à un froid très-vif, ressentit des frissons, puis de la chaleur, et des douleurs vagues dans les membres, surtout dans les articulations.

Le 30 janvier, il se présente à la clinique : sentiment de brisure générale, céphalalgie; douleur à la partie inférieure gauche du thorax, augmentant lors d'une forte inspiration; pas de matité en ce point, et bruit respiratoire tout à fait normal; point de toux; pouls plein, fréquent, à 112-116 pulsations. (Saignée du bras— caillot consistant, couenne épaisse, dense, jaune; deux ventouses scarifiées sur le point douloureux du thorax.)

31. Même plénitude, même fréquence du pouls; la douleur qui existait à la base du côté gauche de la poitrine a disparu, et s'est portée sous la clavicule; battements du cœur étendus, sonores, précipités, tumultueux, sans bruit de souffle; point d'exagération de la matité précordiale; sonorité du thorax dans tout le reste de son étendue; bruit respiratoire naturel, tant au sommet qu'à la base de la poitrine; douleur vive au genou droit, avec tuméfaction et gêne du mouvement. (Deuxième saignée du bras— caillot petit, à bords relevés, couenne consistante, dense, épaisse; dix sangsues au genou droit.)

1er février. Persistance de la fièvre, moins de douleur au genou droit. (Chiendent nitré, cataplasmes.)

2. Pouls fort, à 100-96, moins développé; douleur vive au genou gauche, avec tuméfaction, difficulté des mouvements, douleurs dans les épaules et les lombes, battements du cœur forts et précipités. (Huit sangsues au genou gauche; potion avec tartre stibié, 0,30; extrait thébaïque, 0,05.)

Soir. Pouls à 94 pulsations, quelques vomissements bilieux, quatre selles liquides.

3. Douleurs des articulations moins fortes, mieux général, soif vive, bouche amère et pâteuse, langue blanche, ventre indolent. (Potion avec tartre stibié, 0,30; extrait thébaïque, 0,05.)

Soir. Deux selles liquides, point de vomissements, pouls à 88-90 pulsations.

4. Les douleurs des genoux et des épaules reparaissent par intervalles, elles sont encore aiguës; il y a de la difficulté pour remuer les membres: le pouls donne 80-84 pulsations; la chaleur de la peau est peu vive. (Potion avec tartre stibié, 0,30; extrait thébaïque, 0,05.)

Les 5, 6, 7, 8 et 9, la *même potion* est administrée; elle provoque chaque jour des évacuations liquides, mais point de vomissements. Sous son influence, les douleurs aiguës diminuent, le pouls devient tout à fait normal.

Pendant quelques jours, il y eut une amélioration notable; mais, le mois suivant, une recrudescence se manifesta : le rhumatisme fixa son siége aux articulations fémoro-tibiales; il y eut de la roideur, de l'engorgement. Au mois de juillet, Jousson fut envoyé aux eaux thermales de Baréges; il en revint parfaitement guéri.

86ᵉ OBSERVATION. — Elissanche (Marie), âgée de vingt-trois ans, domestique, d'un tempérament lymphatico-sanguin et nerveux, régulièrement menstruée, éprouvait, depuis quatre jours, des douleurs avec gonflement aux régions carpienne et radiocarpienne gauches, au poignet droit et à l'articulation tibiotarsienne gauche : on avait mis huit sangsues sur le poignet le plus douloureux.

Entrée le 11 mai 1840 à l'hôpital, elle avait la face colorée, le pouls était plein et donnait 90 pulsations; la langue était couverte d'un enduit mince et jaunâtre; l'abdomen indolent; la tuméfaction des articulations affectées avait augmenté; elles étaient le siége d'une douleur très-vive et d'une chaleur assez ardente; les battements du cœur étaient réguliers, précipités, peu étendus; ils ne s'accompagnaient d'aucun bruit anormal. (Potion avec tartre stibié, 0,30; extrait thébaïque, 0,03.)

Soir. Quelques nausées, une seule évacuation, point de vomissements, pouls à 100 pulsations, chaleur âcre de la peau, douleur plus vive dans les articulations.

Le 12, pouls à 112 pulsations, plein et développé; céphalalgie intense, coloration du visage, douleurs aux poignets et au pied gauche, gonflement très-manifeste de ces articulations, difficulté de les mouvoir. (Saignée du bras— caillot consistant, couenne épaisse, dense, jaunâtre, point de sérum; potion avec tartre stibié, 0,30; extrait thébaïque, 0,03.)

Soir. Pouls à 90, moins développé; deux évacuations alvines copieuses, point de vomissements, même intensité des douleurs.

Le 13, pouls à 76-70, régulier; beaucoup moins de douleur, diminution notable du gonflement, langue jaunâtre, appétit, soif, épigastre indolent, battements du cœur réguliers et normaux, sans souffle particulier. (Potion avec tartre stibié, 0,30; extrait thébaïque, 0,03.)

Soir. Pouls à 68-72; les douleurs des poignets et du pied gauche ont à peu près disparu; il ne reste qu'un simple embarras pour les mouvements; deux selles copieuses et liquides; point de vomissements, épigastre sensible à la pression.

Le 14, pouls calme, douleur épigastrique, tuméfaction et rougeur aux environs de l'articulation huméro-cubitale gauche. (Tisane de chiendent, lait.)

Le 15, même état. (Extrait alcoolique d'aconit napel, 0,20.)

Le 16, persistance de la douleur au coude. (Douze sangsues sur le point douloureux.)

Les 17 et 18, même état. (Douze sangsues.)

Le 19, bandage compressif sur le coude gauche.

Le 20, diminution de la tuméfaction et des autres symptômes; guérison.)

Il résulte de ce fait que le tartre stibié, donné pendant trois jours, n'a que très-peu modifié la maladie, a même provoqué une réaction assez forte; que la saignée, les sangsues ont été nécessaires, et que l'amélioration, amenée graduellement, a été complétée par le bandage compressif.

87ᵉ OBSERVATION.— Manou, âgée de trente-huit ans, mariée, paysanne, pléthorique, bien réglée, éprouva, il y quinze jours, une douleur aiguë aux articulations du pouce de la main gauche, et aux articulations huméro-cubitale et scapulo-humérale du même côté. Huit jours après, la douleur cesse dans ces parties et se transporte aux articulations fémoro-tibiale et tibio-tarsienne gauches, puis au poignet et au coude droits. Une saignée du bras est faite.

La malade entre à l'hôpital le 8 octobre 1840. Elle a une fièvre peu intense, de l'anorexie; la langue est couverte d'un enduit blanchâtre, soif vive, abdomen indolent, selles régulières, point de toux, battements du cœur précipités, mais normaux; douleurs plus intenses aux articulations des genou et coude-pied gauches, au poignet, au coude droits. (Potion avec tartre stibié, 0,30; sirop diacode, 4,0.)

Soir. Point de vomissements, trois évacuations alvines, pouls à 68-70 pulsations.

Le 9, moins de douleur aux articulations déjà mentionnées, douleur à l'avant-bras gauche, pouls à 76-80. (Potion avec tartre stibié, 0, 30; sirop diacode, 4,0.)

Soir. Pouls à 80, diminution notable des douleurs, trois selles liquides, sans vomissements, ventre sensible à la pression, quelques nausées.

Le 10, même état. (Même potion.)

Soir. Pouls à 72, deux évacuations alvines, point de vomissements, épigastre douloureux, sensible à la pression.

Le 11, diminution des douleurs. (Cessation de la potion; chiendent nitré.)

Les 12 et 13, amélioration.

Le 14, douleur à la jambe gauche. (Deux ventouses scarifiées.)

Les 15 et 16, bien.

Les jours suivants, amélioration progressive; guérison le 28.

88ᵉ OBSERVATION. — Louis Béris, âgé de vingt et un ans, pâtissier, d'un tempérament lymphatique, atteint, il y a dix-huit mois, de rhumatisme aigu, se plaint depuis un mois de douleurs dans les lombes et les genoux : ceux-ci étaient engorgés, la marche n'avait lieu qu'avec une extrême difficulté; plus tard, les bras, les épaules furent envahis; le moindre mouvement était douloureux; il y eut de la fièvre, un peu d'oppression. On fit une saignée du bras, on mit des sangsues.

Entré à l'hôpital le 24 février 1842, Louis Béris a le pouls développé, donnant 80 pulsations par minute ; de la céphalalgie ; la langue est dans l'état normal, le ventre indolent, les selles sont rares ; les battements du cœur sont précipités, tumultueux, sans bruit de souffle ; les articulations indiquées, surtout le coude gauche, sont le siége d'une douleur vive et d'une tuméfaction bien évidente. (Dix sangsues au coude.)

Le 12, douleur très-forte à l'épaule gauche. (Dix sangsues sur cette partie.)

13. Pouls à 80, douleur moindre à l'épaule gauche ; douleurs vagues dans les membres inférieurs, surtout aux genoux, sans gonflement manifeste ; ventre insensible à la pression, selles rares. (Potion avec tartre stibié, 0,35 ; extrait thébaïque, 0,05,)

Soir. Deux selles liquides, point de vomissements, pouls à 76-80 pulsations.

24. Douleurs aux deux poignets, avec tuméfaction ; difficulté de mouvoir les mains, d'agiter les doigts ; pouls à 70, régulier ; battements du cœur sonores et normaux, ventre indolent, (Potion avec tartre stibié, 0,35 ; extrait thébaïque, 0,05.)

Soir. Tolérance parfaite, pouls à 80-86 pulsations, chaleur générale de la peau.

25, 26, 27. (Même potion stibiée.) Tolérance toujours absolue ; le pouls a varié de 80 à 96 pulsations ; les douleurs paraissent moins vives.

28. Douleur au poignet gauche et au pied du même côté ; gonflement sans chaleur autour de l'articulation radio-carpienne gauche, gêne des mouvements. (Potion avec tartre stibié, 0,30 ; extrait thébaïque, 0,05 ; vésicatoire volant sur le poignet.)

Le 1er mars, apparition d'une nouvelle douleur à l'épaule droite. La potion avec le *tartre stibié*, à la dose de 30 centigrammes, est donnée jusqu'au 4 mars : elle est parfaitement bien tolérée par l'estomac, n'excite ni dégoût, ni soif, ni nausées ; la région épigastrique n'offre aucune sensibilité à la pression, les selles sont même rares ; le pouls revient peu à peu à son état normal, les douleurs des articulations diminuent, puis disparaissent entièrement ; enfin, le malade quitte l'hôpital le 5 mars.

Le tartre stibié, continué pendant dix jours, doit avoir contribué à la guérison ; mais celle-ci est arrivée assez lentement ; elle avait été sans doute préparée par les émissions sanguines qui précédèrent la potion émétisée, dont l'usage put être continué impunément, à cause de la constitution molle et lymphatique du sujet.

89ᵉ OBSERVATION. — Escoubervie (Jean), âgé de quarante-deux ans, terrassier, bien constitué, est venu plusieurs fois, en 1845, à l'hôpital, pour des douleurs rhumatismales aux membres inférieurs : ces douleurs étaient ordinairement calmées par des bains sulfureux.

Le 27 janvier 1846, il revient à l'hôpital ; il se plaint de douleurs le long des membres inférieurs, surtout au niveau des articulations, sans gonflement ni chaleur ; c'est une gêne, un embarras, lors des mouvements d'extension ou de flexion. La pression sur les membres ne détermine pas de sensibilité ; il n'y a point de fourmillement à la plante des pieds, point de douleur le long du rachis ; le pouls est calme, les battements du cœur sont réguliers. La percussion est sonore dans toute l'étendue de la poitrine ; la matité produite par le cœur ne dépasse pas les limites ordinaires ; le bruit respiratoire s'entend bien partout.

Du 28 janvier au 14 février, le malade prend l'iodure de potassium et des bains sulfureux ; ces moyens ne sont plus efficaces comme précédemment. Les genoux et les pieds surtout sont engorgés ; les mouvements des articulations sont pénibles.

Le 15 (potion stibiée, 0,30 ; extrait thébaïque, 0,04.)

Cette potion est répétée chaque jour jusqu'au 19. Elle détermine, les deux premiers jours, de la diarrhée, point de vomissements, puis la tolérance s'établit ; quant à l'affection rhumatismale, elle n'est nullement modifiée.

Du 19 au 22, la dose du *tartre stibié* est donnée chaque jour à 40 centigrammes. Ce médicament ne paraît pas fatiguer le tube digestif ; les douleurs qui siégent le long des membres se calment ; cependant, le mouvement ou la marche les réveille de suite ; l'engorgement des articulations n'a pas diminué, le pouls est toujours normal.

Du 23 au 27, on administre chaque jour 45 centigrammes de *tartre stibié*, uni à 5 centigrammes d'*extrait thébaïque*. Même tolérance, aucun effet notable sur le rhumatisme.

Le 27, le *tartre stibié* est porté à 50 centigrammes, continué à cette dose jusqu'au 9 mars. Pendant cette nouvelle période, l'action de l'émétique sur l'estomac est à peu près nulle. Le malade prenait tous les jours sa potion avec une scrupuleuse exactitude; en outre, il mangeait une certaine quantité d'aliments, tels que : du pain, de la viande, du laitage, et cependant l'estomac ne paraissait nullement fatigué. Il n'y avait ni chaleur à la gorge, ni douleur à l'épigastre; les évacuations alvines se faisaient d'une manière régulière. Quant à l'affection rhumatismale, elle fut améliorée d'une manière sensible; les douleurs des membres avaient à peu près disparu, et l'engorgement, autour des articulations, était presque dissipé; la marche se faisait sans claudication, et les divers mouvements des membres n'étaient plus aussi pénibles.

Pour maintenir cette amélioration si manifeste, le *tartre stibié* fut continué, mais donné à doses décroissantes. Les 9, 10, 11 et 12, il fut administré à 40 centigrammes; puis, du 13 au 15, à 30.

Le 16, le malade voulut quitter l'hôpital. A cette époque, il était entièrement rétabli de son rhumatisme.

§ VIII. ENGORGEMENT CHRONIQUE DE LA RATE.

Je ne sache pas qu'on ait essayé le tartre stibié dans les engorgements ou hypertrophies chroniques de la rate.

Cette affection, fréquente dans les pays marécageux et à la suite des fièvres intermittentes qui récidivent, peut être sensiblement et rapidement modifiée par de fortes doses de sulfate de quinine. Nous avons été curieux de voir si le tartre stibié n'aurait pas une action analogue. Le fait suivant prouve que cette pensée n'était pas dénuée de fondement. Nous avons employé le même moyen chez un autre individu qui présenta également une diminution notable du volume de la rate; mais nous ne pûmes en suivre les effets ultérieurs, le malade ayant voulu sortir presque immédiatement après les premières doses du médicament.

90ᵉ OBSERVATION. — Jeanne Vignate, âgée de vingt-cinq ans, d'une constitution peu forte, d'un tempérament lymphatique, ayant le teint pâle, jaunâtre, habite un pays marécageux. La menstruation a eu lieu pour la première fois à l'âge de seize ans; elle a été ordinairement assez régulière, mais depuis un an elle est supprimée.

Il y a six ans que cette malade eut les fièvres intermittentes, qui se reproduisirent souvent sous les types tierce et quarte, rarement sous le type quotidien. Elle fit usage du sulfate de quinine; ce médicament ne fut jamais employé d'une manière méthodique et continue : il fut donné pendant quatre jours, puis abandonné dès que l'accès avait disparu. La reproduction si fréquente de ces accès de fièvres a produit dans toute l'économie un affaiblissement général, une apparence cachectique. Il n'y a pas eu de toux, les organes digestifs n'ont pas été troublés dans leurs fonctions; la malade a seulement éprouvé dans le côté gauche du ventre une douleur presque continue, mais sourde et obscure.

Vignale vient à l'hôpital le 25 septembre 1849. Elle n'a pas de fièvre depuis un mois; mais elle est faible, sa peau offre une couleur jaune, pâle, terreuse; la langue est blanchâtre, l'appétit est modéré, la soif peu vive; le ventre n'est le siége d'aucune douleur; l'hypocondre gauche présente une tumeur considérable due au développement de la rate; on constate que, supérieurement, celle-ci arrive jusqu'au niveau du mamelon; en bas, elle avoisine la crête iliaque; en avant, elle n'est séparée de la ligne médiane que par un intervalle de deux travers de doigt. Dans tout cet espace, on trouve une surface dure, résistante au toucher, insensible à la pression, offrant une matité absolue à la percussion; les selles sont régulières; il y a peu de toux, les battements du cœur sont peu étendus, ils s'accompagnent, au premier temps d'un léger bruit de souffle; il n'y a pas de souffle carotidien; les extrémités inférieures ne sont pas tuméfiées, le pouls est calme, il donne 60-66 pulsations.

La malade est soumise pendant six jours à l'usage de l'iodure de potassium, qui ne produit aucun effet avantageux. Plus tard, elle prend l'extrait de jusquiame, uni à la limaille de fer. L'extrait de jusquiame, administré pendant trente-cinq jours, est donné à la dose de 20 centigrammes. L'emploi ainsi prolongé de la jusquiame ne détermine aucune diminution dans le volume de la rate, et ne provoque aucun effet sur le système nerveux.

Le 13, on voulut apprécier l'action du sulfate de quinine à haute dose sur la rate. La malade prit, d'un seul trait, une potion contenant 1 gramme de sulfate de quinine : la diminution de la rate fut sensible. On constata le retrait rapide de cet organe, au moins en avant. Cette diminution ne fut que momentanée; au bout d'une heure, la rate avait repris son volume primitif.

Pendant six jours, le sulfate de quinine fut donné à doses décroissantes; mais il demeura sans influence réelle.

Le 18 décembre, le développement de la rate fut examiné de nouveau avec soin. De nouvelles limites furent tracées; elles différaient très-peu de celles déjà établies; il y avait même plutôt augmentation; car le bord antérieur était presque confondu avec la ligne médiane; inférieurement, cet organe arrivait jusqu'à l'épine iliaque antérieure et supérieure. En haut, la matité faisait reconnaître sa présence au niveau du mamelon; le ventre était entièrement insensible à la pression, les selles étaient régulières; il n'y avait point eu de fièvre depuis l'entrée de cette malade à l'hôpital. Le pouls avait toujours été fort calme. On prescrit une potion composée avec *tartre stibié*, 0,50; *laudanum de Sydenham*, 10 gouttes.

Deux cuillerées de cette potion sont données à la fois, et à mesure que ce liquide arrive dans l'estomac, les doigts, appliqués sur la rate, constatent, d'une manière évidente, une rétraction de cet organe; mais, au bout de dix minutes environ, celui-ci avait presque repris son volume premier.

Dans le reste de la journée, la potion fut continuée par cuillerée, toutes les deux heures; il y eut des vomissements abondants, des selles copieuses; la rate alors diminua.

Le 19, la *même potion stibiée* fut conseillée; elle détermina, comme la veille, des vomissements et de la diarrhée, et le retrait de la rate fut semblable à celui observé la veille, mais n'augmenta pas.

La malade ayant été fatiguée par les effets de la potion stibiée, on suspendit celle-ci, et jusqu'au 10 janvier 1850, on ne donna que de simples tisanes.

Le 10 janvier, on revient au *tartre stibié*, avec l'intention de l'employer d'une manière plus continue.

Du 10 au 16 janvier, on donne chaque jour l'*émétique*, à la dose de 50 centigrammes avec 1 gramme de *laudanum de Sydenham*. Voici les résultats que l'on obtient : Le premier jour de l'emploi de ce médicament, après les trois premières cuillerées, des vomissements et des selles diarrhéiques ont lieu; déjà, on trouve une grande diminution dans le volume de la rate. Le 11, il y a toujours des vomissements et nouvelle diminution : elle est évaluée à 3 centimètres; elle existe seulement le long du bord antérieur de la rate, c'est-à-dire dans le sens parallèle à la ligne médiane de l'abdomen. Le 13, la diarrhée seule persiste, le retrait est le même, le pouls donne de 76 à 80 pulsations; il n'y a aucune sensibilité du ventre, aucune douleur à la gorge, aucune modification dans la sécrétion urinaire. Le 14, la tolérance a lieu; elle continue les 15 et 16, et à mesure que celle-ci s'établit, on sent la rate reprendre la place qu'elle occupait précédemment.

Le 18, on prescrit 40 centigrammes de *tartre stibié* : on donne cette dose jusqu'au 25 du même mois. Pendant tout cet intervalle, l'intolérance est absolue; chaque jour, il y trois vomissements bilieux, quatre selles liquides; néanmoins, le ventre est entièrement insensible à la pression, il n'est point tendu; la langue est naturelle, la soif peu vive, l'appétit conservé; aucune chaleur ne se manifeste à la gorge ; quant à la rate, une diminution très-notable dans son volume se manifeste : les jours précédents, elle avait repris son premier volume, et, le 20, elle était rentrée dans les limites fixées le 11. Le 23, cette rétraction est encore plus sensible. L'intervalle qui sépare de l'ombilic le bord antérieur est de 7 centimètres; la distance de son extrémité inférieure à l'épine iliaque antérieure et supérieure est de 5 centimètres; de plus, cet organe est moins saillant, comme aplati et très-mobile. On peut donc admettre que la diminution du volume de la rate a eu lieu suivant toutes les dimensions : ce retrait s'observe chaque jour; il paraît constant.

Le 28, la malade veut quitter l'hôpital. Avant son départ, on constate que la rate conserve les limites qui avaient été déjà tracées. Ce premier degré de résolution de l'engorgement splénique paraît définitivement acquis.

EXAMEN COMPARATIF ET RÉSUMÉ

DES

Faits relatifs à l'action thérapeutique du Tartre stibié à haute dose.

Cet examen ne doit pas porter seulement sur les faits que je viens de relater : je l'appuierai sur les recherches des divers observateurs; il embrassera quelques parties de l'histoire médicale du tartre stibié, qui peuvent éclairer son mode d'action, quand il est administré à l'intérieur et à grande dose.

Il me semble donc indispensable de considérer le tartre stibié, d'abord dans les circonstances où il est le plus facile d'en suivre les effets immédiats; puis d'étudier sa manière d'agir, quand il est dirigé vers les surfaces digestives, dans un but et sous des conditions déterminées.

Les propositions que je vais essayer de développer, s'enchaînent, s'appuient mutuellement. Les premières paraîtront peut-être étrangères au sujet, mais elles s'y rattachent et sont indispensables à la solution du problème principal.

§ Iᵉʳ — Le tartre stibié irrite les tissus avec lesquels il est en contact.

Cette propriété se démontre par son action sur la peau, les tissus dénudés, les surfaces muqueuses, séreuses, etc. Ces détails, vulgaires si l'on veut, ont besoin d'être ici rappelés et appréciés à notre point de vue.

1º Un emplâtre quelconque, saupoudré de tartre stibié et laissé pendant deux ou trois jours sur la peau, y détermine l'éruption d'une multitude de pustules qui ressemblent à celles de la variole.

Le tartre stibié, mêlé avec de l'axonge et répandu, sous forme de pommade, sur une région quelconque de la surface cutanée, y produit des pustules plus ou moins nombreuses.

Si l'emplâtre est appliqué pendant plusieurs jours sur la peau, ou si les frictions sont souvent répétées après l'apparition des pustules, celles-ci s'irritent de plus en plus, s'enflamment et donnent lieu à des ulcérations douloureuses.

Ces faits sont tellement connus, qu'il est inutile de les appuyer par des citations. Il n'est donc pas possible d'élever des doutes sur l'action irritante du tartre stibié. Cependant, elle est contestée par les contro-stimulistes. Giacomini ne voit dans les pustules que ce médicament produit, qu'une action mécanique due aux angles ou aux pointes des cristaux très-durs qui pénètrent dans l'épiderme [1].

Mais le tartre stibié dissous, et par conséquent mis

---

[1] *Traité philosophique et expérimental de matière médicale et thérapeutique*, par Giacomini, traduit par Mojon et Rognetta, p. 280.

hors d'état d'agir mécaniquement, suscite avec non moins de facilité que quand il est solide, l'éruption pustuleuse provoquée par son contact.

L'opinion de Giacomini ne peut donc être admise.

2° Lorsque l'épiderme a été détaché, quand la peau a été enlevée, le tartre stibié répandu sur les surfaces dénudées, devient l'agent de la plus vive douleur; il peut porter l'inflammation jusqu'à la gangrène.

3° Sur les diverses membranes muqueuses, le même agent se montre encore doué de propriétés irritantes.

Appliqué sur l'œil, injecté dans le rectum, l'urètre, etc., il provoque une vive inflammation.

On a noté les effets assez fréquents de son passage sur les surfaces buccale, pharyngienne, etc., quand il est administré successivement et pendant plusieurs jours. Il a produit :

Une sensation de chaleur, de brûlure dans la bouche et le gosier, sans rougeur ni éruption [1];

La salivation avec inflammation de la muqueuse buccale et gonflement de la langue [2];

La formation de pustules nombreuses sur le voile du palais et le pharynx [3];

Une inflammation avec enduit épais, pultacé, couenneux sur la surface interne de cet organe [4];

Des pustules répandues tout le long de l'œsophage [5].

---

[1] Bonamy; *Études sur les effets physiol. et thér. du tartre stibié*, p. 20.

[2] Rueff; *Gazette médicale de Paris*, 1836, p. 506.

[3] De nombreux observateurs. — [4] Obs. de M. Danvin.

[5] Voir le *Traité de l'auscultation*, par Laennec, t. I, p. 660; et t. III, p. 560, une observation de M. Andral, recueillie par M. Béhier, avec la planche A, représentant une éruption pustuleuse de l'œsophage. — M. Grisolle a trouvé chez huit malades qui ont succombé aux progrès de la pneumonie, des pustules disséminées dans l'œsophage (*Pneumonie*, p. 658).

Ces faits attestent l'excitation qui s'est développée
sur le trajet parcouru par le tartre stibié. M. Grisolle
a constaté des effets de ce genre sur plus du sixième
des malades soumis à la médication rasorienne [1]. Ils ont
eu lieu quatre fois dans les 90 cas que j'ai recueillis.

4° Je vais bientôt revenir sur l'action excitante spéciale du tartre stibié à l'égard de la muqueuse des voies
digestives. Il me suffit, pour le moment, de rappeler
que ses effets ne se bornent pas à la membrane interne, qu'ils s'étendent aux fibres musculaires dont les
contractions péristaltiques ou anti-péristaltiques sont
énergiquement provoquées, même par de faibles doses.

5° Enfin, l'action irritante directe de ce médicament
sur les parois intestinales, a été mise hors de doute
dans plusieurs expériences [2].

De tous ces faits, il résulte que le tartre stibié se
montre doué de propriétés éminemment et à peu près
constamment irritantes pour les divers tissus avec lesquels il est en contact pendant un temps donné.

§ II. — Le tartre stibié exerce une action spéciale sur les organes digestifs.

Cette action spéciale et pour ainsi dire élective, se
démontre par les effets produits, lorsque le tartre stibié
pénètre dans les voies circulatoires, soit par absorption, soit par injection.

Quand un emplâtre fortement stibié a fait naître des

---

[1] *Traité de la Pneumonie*, p. 657.

[2] Voyez celles de M. Barré : *De l'action de l'émétique sur l'économie animale.* Thèse de Paris, 1824, n° 30, p. 14. — Celles de MM. Rayer et Bonnet : *Dictionnaire de Médecine pratique*, t. III, p. 70.

pustules et a déterminé des ulcérations, il peut, par son application prolongée, provoquer le vomissement, l'inflammation de l'estomac, même la mort.

Des frictions avec la pommade stibiée, faites sans interruption par une personne inintelligente, ont eu de semblables résultats.

Brodie a vu l'émétique répandu sur une plaie, donner lieu à des vomissements, et il a trouvé, chez plusieurs animaux soumis à une expérience semblable, l'estomac enflammé [1].

M. Barré, ayant placé deux grains d'émétique sous les téguments de la cuisse d'un cochon-d'Inde, vit survenir des efforts de vomissement, et la mort. L'estomac était rouge et évidemment phlogosé [2].

M. Magendie a versé des solutions stibiées sur diverses surfaces absorbantes (le péritoine, par exemple), et il a vu les mêmes effets se produire. Toutefois, la plèvre s'est montrée plus rebelle que les autres séreuses à ce genre d'absorption [3].

Le même observateur a injecté des solutions stibiées dans les veines de divers animaux : il a vu le vomissement, des déjections avoir lieu, des phénomènes d'excitation générale se manifester, la mort survenir. A l'ouverture cadavérique, il a trouvé une phlegmasie intense de l'estomac, du duodénum, du rectum.

Dupuy, médecin-vétérinaire, professeur à Alfort, a injecté de l'émétique dans les veines de trois chevaux

---

[1] *Philos. transactions*, 1812, v., c. II, p. 205.

[2] Thèse citée, p. 13.

[3] *De l'influence de l'émétique sur l'homme et les animaux;* Mémoire lu à la 1re classe de l'Institut de France, le 23 août 1813, p. 35.

et d'une vache : il leur a procuré des nausées, des coliques et surtout des évacuations alvines copieuses [1].

Ainsi, que ce médicament ne soit pas directement porté dans les organes digestifs, qu'il soit introduit par toute autre voie dans l'économie, il n'en exerce pas moins une action excitante spéciale sur l'estomac et les intestins.

§ III. — **Le tartre stibié pris à forte dose agit comme poison irritant.**

Les faits cités par M. Magendie [2], et empruntés à MM. Barbier d'Amiens, Serres et Récamier; ceux rapportés par MM. Carron d'Annecy [3], Sauveton de Lyon [4] et le docteur Sacli [5]; celui communiqué par M. Jules Cloquet à M. Orfila [6], donnent une idée exacte de l'empoisonnment occasionné par le tartre stibié.

Les symptômes observés et les résultats nécroscopiques conduisent à placer le tartre stibié parmi les poisons irritants.

En effet, chez tous les individus gravement soumis à ses atteintes, il y a eu vomissements abondants, douleurs abdominales très-vives; chez la plupart, selles copieuses; en outre, syncopes, convulsions; dans un cas, constriction prolongée des organes de la déglutition [7] :

---

[1] *Journal général de Médecine*, 2º série, t. XIX, p. 174.
[2] Mémoire cité : *De l'influence de l'émétique*, etc.
[3] *Journal général*, 1811, t. XL, p. 58.
[4] *Journal général*, 1825, t. XXX, p. 145.
[5] *Gazette médicale de Paris*, 18 décembre 1841.
[6] *Toxicologie*, t. I, p. 481.
[7] Obs. de M. Carron d'Annecy; *Journal général*, 1811, t. XL, p. 58.

toujours donc, irritation vive, douleur et spasme violent.

A l'ouverture cadavérique, MM. Récamier et Jules Cloquet ont trouvé, dans l'estomac et le duodénum, des traces évidentes d'inflammation aigüe.

J'insiste sur ces faits, fournis par des observateurs sagaces et consciencieux, parce que leur valeur est contestée par le professeur Giacomini.

Il ne voit dans le vomissement qu'un témoignage de faiblesse et d'inertie; il nie les douleurs éprouvées et exprimées par les malades; il croit que, dans les expériences de M. Orfila relatives à l'émétique, c'est la ligature de l'œsophage et non cette substance qui a fait périr les animaux. Enfin il présume que si l'on a trouvé dans les voies digestives des traces d'inflammation, celle-ci préexistait à l'introduction du tartre stibié [1].

Je ne m'arrêterai point à combattre ces assertions : elles prouvent jusqu'à quel degré d'aveuglement conduit l'esprit de système. Le tartre stibié est pour les contro-stimulistes un sédatif absolu. Mais comment lui accorder cette vertu, s'il est démontré qu'il agit comme irritant sur les parties qui reçoivent sa première impression? Dès-lors, rien de plus simple que de nier ses effets immédiats, malgré leur évidence. Excellente manière de philosopher!

Il est certain que la plupart des individus empoisonnés par le tartre stibié ont présenté un état analogue à celui qui décèle une violente gastrite ou une gastro-entérite. C'est donc à une phlegmasie qu'il faut rattacher cet empoisonnement.

---

[1] *Traité de matière médicale*, p. 264-265.

Toutefois, je suis loin de contester l'influence exercée sur l'organisme tout entier par l'introduction de ce poison. Je sais très-bien que MM. Rayer et Bonnet ont tué quelques lapins avec le tartre stibié, et n'ont trouvé aucune lésion sensible, soit dans les voies digestives, soit dans les poumons [1]. Est-ce que la mort n'a pas pu dépendre d'une altération du sang, d'un trouble profond de l'innervation? Le tétanos ne tue-t-il pas sans laisser de traces de la lésion nerveuse qui l'engendre?

Mais l'admission de ces faits ne doit pas empêcher de regarder comme vrais et inattaquables, ceux dans lesquels le tartre stibié s'est montré l'un des irritants les plus énergiques des voies digestives.

§ IV. — **Le tartre stibié pris à haute dose, quoique méthodiquement et dans un but thérapeutique, peut déterminer une irritation plus ou moins vive des voies digestives.**

Il est certain que dès les premières doses d'une potion stibiée, il survient des vomissements ou des déjections. Mais cette excitation n'est que passagère. Elle prouve toutefois que le tartre stibié ne se dépouille pas, en entrant dans l'estomac à titre de médicament, de ses propriétés essentielles. Il a pu produire une sorte de dysenterie peu intense [2], un hoquet fatigant avec rougeur et aridité de la la langue [3], une véritable

---

[1] *Dictionnaire de Médecine pratique*, t. III, p. 69.

[2] Obs. recueillies à l'hôpital de la prison d'état de New-York. — Voir Bayle, *Bibliothèq. de Thérap.*, t. I, p. 283.

[3] Obs. de Levrat-Perroton; *Journal universel*, t. XLV, p. 124. — M. Grisolle a vu le hoquet chez huit malades; deux fois, il persista 2 ou 3 jours. *Pneumonie*, p. 660.

gastrite ou entérite¹, ou gastro-entérite, démontrée par les symptômes² et plus positivement par les ouvertures cadavériques.

En effet, M. Vyau-Lagarde a vu des plaques rouges au voisinage du pylore³. Il rapporte un fait emprunté à M. Kapeler, dans lequel l'émétique avait laissé des traces manifestes d'irritation gastro-intestinale⁴.

M. Grillot d'Autun a rapporté quatre observations, dont trois sont prises sur de jeunes enfants et la dernière sur un vieillard, dans lesquelles, après l'emploi du tartre stibié, on a trouvé la muqueuse gastrique rouge, enflammée, ramollie, comme détachée, et dans les intestins des traces analogues d'une phlegmasie intense⁵.

M. Bricheteau a vu une rougeur vive de l'iléon, en même temps qu'une angine et une stomatite⁶; il a constaté une rougeur générale de l'estomac, du duodénum, de l'intestin grêle, et même en plusieurs points une exudation sanguine⁷.

M. Frank a vu dans l'intestin grêle une couleur rougeâtre légère et des points blanchâtres qui ressemblaient à des ulcérations circonscrites et superficielles⁸.

M. Trousseau a retrouvé dans les voies digestives des

[1] M. Rayer; *Dict. de Méd. prat.*, t. III, p. 86, 11ᵉ conclusion.
[2] XIXᵉ observ. de Dance; *Archives de Médecine*, t. XIX, p. 509.
[3] Sa VIIᵉ observ.; *Arch. de Méd.*, t. IV, p. 502.
[4] Voyez sa Thèse, p. 39.
[5] *Des dangers qui peuvent suivre l'emploi du tartre stibié à haute dose dans le traitement de la Pneumonie*; Thèse de Paris, 1828, N° 71.
[6] *Archives de Médecine*, t. XXX, p. 234; XIIIᵉ observation.
[7] *Ibid.*, XIVᵉ observation.
[8] *Mémoire sur l'emploi du tartre stibié dans les lésions traumatiques*; *Gaz. médic.*, t. II, p. 320.

phlegmasies fort analogues à celles que déterminent à la peau les frictions stibiées [1].

Dance a rapporté trois cas de phlegmasie gastro-intestinale qu'on ne pouvait attribuer qu'à l'usage de l'émétique. La muqueuse gastrique était amincie et ramollie [2].

M. Grisolle a vu deux fois l'intestin d'un rouge vif [3].

M. Mascarel a trouvé une fausse membrane canaliculée qui s'étendait dans une grande portion du tube intestinal [4], et M. Bonamy y a constaté des ulcérations nombreuses [5].

Enfin, mes observations 1re, 3e, 4e et 6e montrent les voies digestives dans un état incontestable de phlegmasie.

Il est donc avéré que dans un certain nombre de cas, le tartre stibié a excité les organes digestifs, a non-seulement pu provoquer la contraction péristaltique ou anti-péristaltique, mais encore a produit l'injection, l'inflammation, le ramollissement, l'ulcération de la muqueuse gastro-intestinale.

§ V. — **Lorsque la muqueuse gastro-intestinale était déjà irritée ou enflammée, le tartre stibié à haute dose a souvent augmenté l'état phlegmasique.**

Il est rare que dans ces circonstances la tolérance ait pu s'établir. Les vomissements et les selles provoqués

[1] Mémoire cité, p. 15.
[2] *Archives de médecine*, t. xx, p. 5; observ. XXIe, XXIIe et XXIIIe.
[3] *Pneumonie*, p. 659.
[4] *Gazette médicale de Paris*, 1840, t. viii, p. 650, observ. Xe.
[5] *Études*, etc., p. 45.

par le tartre stibié, les douleurs vives ayant leur siége dans l'abdomen, sont des indices évidents de la grande irritation des entrailles. Il est rare qu'alors les praticiens insistent sur l'emploi du tartre stibié. S'ils le font, il peut arriver ce qu'on vit chez un malade, dont l'observation est consignée dans les *Annales de la Médecine physiologique* [1] : les vomissements devinrent sanguinolents; il y eut du délire et des convulsions.

On a vu la gastro-entérite s'aggraver sous l'empire des stimulants internes, et contribuer à l'issue funeste de la maladie. Tel fut le cas de la VIe observation de M. Vyau-Lagarde.

D'après MM. Trousseau et Bonnet, les irritations gastro-intestinales, la dothinentérite, s'exaspèrent par l'administration du tartre stibié [2].

Cette augmentation de la gastro-entérite, quand celle-ci est légère, n'a pas toujours eu des résultats fâcheux; elle a semblé même quelquefois aider à la résolution pulmonaire, en suscitant des évacuations copieuses, comme dans un fait rapporté par M. Bonamy [3].

Néanmoins, un précepte généralement donné est de ne pas administrer le tartre stibié quand il y a des signes manifestes d'irritation dans les voies digestives. On doit au moins s'efforcer, par les anti-phlogistiques locaux, de combattre d'abord cette fâcheuse complication.

---

[1] T. IX, p. 315.
[2] *Journal universel et hebdomadaire*, 1833, t. XI, p. 1re et 14.
[3] *Études*, etc., et observ. IVe, p. 231.

§ VI. — Le tartre stibié administré à haute dose peut ne produire aucun symptôme d'irritation des voies digestives, et n'y laisser après la mort aucune ou que de très-faibles traces de phlegmasie.

C'est ce fait remarquable qui constitue la tolérance signalée en premier lieu par Rasori.

La tolérance, c'est l'aptitude des organes à supporter, sans s'en affecter, des doses élevées d'un médicament énergique ou de tout autre modificateur puissant de l'économie animale.

Des faits très-nombreux viennent attester ce mode d'action ou plutôt d'apparente inaction.

Aucun vomissement, aucune évacuation alvine, point de coliques, point de tension ni de sensibilité de l'abdomen. Ne peut-on pas, de cette négation de symptômes, conclure qu'aucun phénomène morbide, qu'aucun changement appréciable n'a eu lieu dans les organes digestifs?

Cette conclusion se déduit aussi des résultats des ouvertures cadavériques. On a eu effectivement l'occasion d'examiner plusieurs fois les organes digestifs d'individus qui avaient pris une certaine quantité de tartre stibié et qui étaient morts après l'avoir toléré. Voyez la VIIIe observation de M. Vyau-Lagarde : la muqueuse digestive s'est montrée saine; — la Xe observation de Vacquié : l'estomac était pâle; il n'y avait un peu de rougeur que dans l'intestin grêle [1] — Tel est encore un autre fait rapporté par M. Sandras : la muqueuse gastro-intestinale était intacte chez un in-

---

[1] Mémoire de la Société de Médecine d'émulation, 1826, t. IX, p. 341.

dividu qui mourut d'une pneumonie terminée par gangrène [1]. — M. Rayer n'a point trouvé l'estomac et les intestins notablement enflammés [2]. — Mes 2ᵉ et 5ᵉ observations viennent prouver que le tartre stibié n'altère pas toujours les organes digestifs, malgré son contact prolongé ou répété.

Lorsqu'on constate de pareils résultats, qu'on voit une substance généralement si irritante ne déterminer dans quelques cas aucune stimulation évidente, ne susciter aucune altération sensible dans les organes qui ont reçu son contact, n'y a-t-il pas lieu de se livrer à quelques recherches, d'étudier le mécanisme, les causes ou du moins les conditions sous l'empire desquelles ce fait singulier se produit?

Mais avant d'en venir à cet examen, il est quelques questions qu'il me semble nécessaire de poser, et de résoudre, s'il est possible.

1° LA TOLÉRANCE EST-ELLE LE FAIT LE PLUS ORDINAIRE DANS L'ADMINISTRATION DU TARTRE STIBIÉ A HAUTE DOSE?

Il suffit de jeter un coup-d'œil sur les observations que j'ai rapportées, pour s'apercevoir que le plus ordinairement la potion stibiée a d'abord provoqué des vomissements ou des déjections.

La tolérance ne s'est établie d'emblée que dix-neuf fois[3] sur 90 cas; elle n'a persisté que quatorze fois[4],

[1] *Bulletin de thérapeutique*, t. XIII, p. 230.
[2] *Dictionnaire de Médecine pratique*, t. III, p. 86, 13ᵉ conclusion.
[3] Voyez les observations 5, 8, 25, 26, 27, 29, 42, 44, 45, 46, 52, 55, 59, 68, 70, 74, 75, 79, 84.
[4] Obs. 5, 8, 25, 26, 27, 29, 44, 45, 46, 52, 55, 59, 68, 79.

tandis que l'intolérance a été absolue dix-neuf fois[1]

Dans 47 cas, l'intolérance s'est montrée pendant un jour vingt-trois fois[2], pendant deux jours quinze fois[3], trois jours trois fois[4], quatre jours trois fois[5], huit jours une fois[6], neuf jours deux fois[7]. La tolérance s'est ensuite établie.

Dans 14 cas, après trois[8], quatre[9], six[10], sept[11], huit[12], dix[13], douze[14] et dix-huit[15] jours de tolérance, les vomissements ou les déjections diarrhéiques se sont manifestés.

Ainsi, la tolérance n'a été absolue que quatorze fois sur 90 cas, et l'intolérance a eu lieu, au commencement, au milieu et pendant tout le cours de l'administration du tartre stibié, soixante-seize fois. L'intolérance a donc constitué le fait le plus général de l'emploi de l'émétique à haute dose.

---

[1] Obs. 6, 12, 13, 15, 16. 19, 28, 30, 34, 37, 41, 47, 48, 71, 72, 82, 85, 86, 87.

[2] Obs. 1, 2, 3, 7, 10, 11, 18, 20, 21, 33, 35, 40, 49, 54, 66, 69, 73, 75, 76, 78, 80, 83, 88.

[3] Obs. 9, 13, 17, 22, 31, 36, 38, 44, 50, 51, 56, 62, 64, 81, 89.

[4] Obs. 4, 60, 65.

[5] Obs. 23, 32, 58.

[6] Obs. 39.

[7] Obs. 57, 77.

[8] Obs. 10, 77.

[9] Obs. 64, 66, 70.

[10] Obs. 57.

[11] Obs. 67, 74, 75.

[12] Obs. 65.

[13] Obs. 76.

[14] Ob. 49.

[15] Obs. 42, 84.

D'après les recherches de M. Forget, la tolérance n'a été constatée que dans le dixième des cas [1].

Dans les observations de Dance, elle n'a eu lieu que deux fois sur 23 cas; et dans celles de M. Grisolle, que douze fois sur 154 cas [2].

On ne peut donc pas dire que la tolérance soit le fait le plus constant dans l'emploi du tartre stibié.

Cependant, si on excepte les effets dus à l'impression première de ce médicament, on peut dire qu'à une époque donnée de son emploi, la tolérance est assez fréquente.

2° LA TOLÉRANCE EST-ELLE PROPRE A L'ÉTAT MORBIDE?

D'après Rasori, la tolérance est exclusive à l'état morbide; elle résulte de la présence d'une diathèse contre laquelle le médicament tourne toute son activité, tandis que les organes demeurent les témoins passifs du combat qui se livre.

Il résulterait de cette théorie que la tolérance serait toujours en raison de l'intensité de la diathèse, et devrait en donner la mesure.

Les faits les plus positifs s'élèvent contre cette hypothèse.

Ce n'est pas dans les cas les plus graves, dans les phlegmasies les plus intenses, que la tolérance s'établit le mieux. C'est surtout quand l'appareil circulatoire paraît le moins compromis, comme le prouvent les observations relatives à la bronchite et à l'hydarthrose.

---

[1] *Bulletin de thérapeutique*, t. xxv, p. 334.
[2] *Pneumonie*, p. 647.

La tolérance persiste, même après que les phénomènes morbides ont disparu. Laennec l'avait vu : c'est une remarque répétée par tous les observateurs [1].

MM. Trousseau et Pidoux ont vu le tartre stibié bien toléré même par des individus sains ou très-légèrement indisposés [2].

Ainsi la tolérance n'est pas un résultat de l'état morbide, et ne peut pas en donner la mesure.

3° LA TOLÉRANCE EST-ELLE NÉCESSAIRE AU SUCCÈS DE LA MÉDICATION STIBIÉE ?

Laennec avait dit que l'effet du tartre stibié n'était jamais plus rapide que quand ce médicament ne déterminait aucune espèce d'évacuation.

Les observations de Vaidy, Palais, Delourmel, celles surtout de Dance, etc., prouvent que le tartre stibié peut concourir efficacement à la guérison, bien plutôt lorsqu'il provoque des évacuations abondantes. Il résulte du rapprochement d'un grand nombre de faits comparés par M. Bonamy, que la tolérance n'est pas nécessaire à l'efficacité de la médication stibiée [3].

Il résulte de mes propres observations :

1° Que sur les 19 cas d'intolérance absolue, quinze fois l'amélioration a été rapide et très-prononcée; deux fois elle a été lente à se produire [4]; deux fois il n'y a eu aucun changement favorable [5].

---

[1] Grisolle; *Pneumonie*, p. 650.
[2] *Traité de thérapeutique*, t. II, p. 763.
[3] *Études*, etc., p. 132.
[4] Voyez les observations 12, 15.
[5] Obs. 6, 82.

2° Que dans les 14 cas de tolérance absolue, l'amélioration n'a été rapide que dans quatre cas[1]; elle a été lente dans huit[2], et nulle dans deux[3].

3° Que dans les 23 cas où l'intolérance n'a duré qu'un jour, on compte quatre insuccès[4]; onze fois l'amélioration a été rapide[5], et huit fois elle a été lente[6].

4° Que dans les 24 autres cas où l'intolérance a duré de deux à huit jours, il y a eu deux insuccès[7]; onze fois une amélioration rapide[8], onze fois une amélioration successive et graduelle[9].

D'où il suit que la tolérance n'est nullement nécessaire à la réussite de la méthode rasorienne; que les cas de tolérance absolue sont loin d'avoir été les plus favorables, et que l'intolérance complète a donné les résultats les plus satisfaisants.

La tolérance n'est donc point une garantie de succès.

Laennec lui-même, disposé à vanter le tartre stibié, confesse que bien des fois elle s'était établie sans effet notable sur la marche de la maladie [10].

M. Forget est d'avis que le tartre stibié réussit mieux quand il n'est pas toléré [11].

---

[1] Voyez observation 8 (surtout après la saignée); obs. 27, 29, 59.
[2] Obs. 25, 26, 44, 45, 46, 52, 55, 79.
[3] Obs. 5, 68.
[4] Obs. 1, 2, 3, 83.
[5] Obs. 7, 11, 20, 21, 40, 66, 69, 73, 75, 76, 80.
[6] Obs. 10, 18, 33, 35, 49, 54, 78, 88.
[7] Obs. 4, 81.
[8] Obs. 9, 17, 22, 31, 32, 36, 39, 56, 58, 62, 64.
[9] Obs. 13, 23, 38, 44, 50, 51, 57, 60, 65, 77, 89.
[10] Bayle; *Bibliothèque de thérapeutique*, t. 1, p. 267.
[11] *Bulletin de thérapeutique*, t. xxv, p. 335.

Si l'on jugeait de l'utilité de la tolérance par les résultats de M. Grisolle, on n'en serait guère enthousiasmé, car sur les 12 cas de tolérance, il y a eu neuf décès [1].

Néanmoins, si la tolérance n'offre aucune garantie en faveur de la méthode rasorienne, elle doit être cependant sollicitée, car elle épargne des fatigues à l'organisme et ne nuit pas au succès du traitement. La succession de l'intolérance et de la tolérance forme souvent une heureuse vicissitude.

4° EN VERTU DE QUELLES CONDITIONS LA TOLÉRANCE S'ÉTABLIT-ELLE? QUELLES EN SONT LES CAUSES ESSENTIELLES?

Cette question est à la fois la plus importante et la plus difficile à résoudre, de toutes celles que soulève l'étude du tartre stibié à haute dose.

Les conditions de cette tolérance dépendent, d'une part, du médicament donné selon un mode déterminé; de l'autre, des dispositions et de la manière d'être spéciale des organes digestifs.

A. Conditions de la tolérance relatives au mode d'administration du tartre stibié.

On a été frappé de ce que trois grains d'émétique provoquent le vomissement, tandis que six, huit, douze grains et davantage ne le déterminent pas. On en a tiré cette conséquence, qu'il y a là deux manières d'agir très-différentes. Mais c'est le résultat d'une préoccupation, car ces six grains commencent le plus sou-

---

[1] *Pneumonie*, p. 665.

vent par faire vomir. Nous avons vu, en effet, que rarement la tolérance s'établit d'emblée; eh bien! je suppose que l'on continue le tartre stibié à la dose de trois grains, selon le mode ordinaire, ne cesserait-il pas lui aussi de faire vomir?

Toutefois, il est certain que la manière de donner l'émétique est pour beaucoup dans la tolérance dont son usage persistant est suivi.

Quand on veut faire vomir, on dissout 15 centigrammes de tartre stibié dans 6 ou 700 grammes d'eau, et on fait prendre ce liquide par verrées, de dix en dix ou de quinze en quinze minutes.

Quand on veut produire seulement des selles, on diminue la dose du tartre stibié, on augmente celle de l'eau, et on donne le médicament par verrées de loin en loin; c'est ce qui s'appelle prendre l'émétique en lavage.

Enfin, si l'on veut éviter les vomissements et les déjections, on diminue beaucoup la quantité du véhicule, et on ne prend le médicament qu'à de plus longs intervalles.

Rasori administrait chaque fois environ 1 décigramme d'émétique dans un demi-verre d'eau. Tommasini en conseillait 6 à 8 centigrammes dans une cuillerée de véhicule; Laennec environ 4 ou 5 centigrammes. Nos malades en prenaient de 3 à 4.

La proportion entre l'émétique et son dissolvant se trouve dans ces diverses formules à peu près la même; car si Rasori donnait deux grains, il les étendait dans demi verre d'eau, et si nous ne donnons que demi grain ou trois-quarts de grain, nous réduisons le véhicule à une cuillerée.

Plus l'émétique est concentré, plus il irrite et plus tôt il provoque le vomissement, selon les observations de Bonamy [1].

Mais, d'un autre côté, une grande verrée fera plus tôt vomir qu'une demi, et plusieurs verrées, données coup sur coup, provoqueront infailliblement l'action anti-péristaltique de l'estomac. De l'eau tiède, ne contenant pas un atôme d'émétique, fait vomir si on la donne à grande dose.

L'intervalle laissé entre les époques de l'administration du médicament, permet aux organes de se reposer, de s'accoutumer à son contact.

Quelques praticiens, cependant, rapprochent beaucoup les doses; tel est le docteur Rueff, qui, dit-il, donne continuellement des cuillerées d'une solution d'un grain par once de liquide [2]. Mais qu'entend-il par le mot continuellement? Cette expression est bien vague, elle aurait dû être mieux déterminée.

Quoi qu'il en soit, généralement on met au moins une, le plus souvent deux, et quelquefois trois heures entre les cuillerées de la potion stibiée, et ce repos est favorable à la tolérance.

Laennec croyait qu'en dissolvant l'émétique dans un véhicule agréable, aromatique, on prévenait l'action vomitive du médicament. Cette circonstance me paraît peu importante. Rasori, Kapeler, etc., faisaient délayer l'émétique dans la tisane d'orge. Laennec préférait l'infusion de feuilles d'oranger. L'action du

---

[1] *Études*, etc., page 125.
[2] *Bullet de thérapeutique*, t. II, p. 338.

médicament n'en était probablement ni infirmée, ni augmentée.

Il n'en est pas de même de l'addition de l'opium. Repoussée par Rasori, Tommasini, Delpech, Dance, elle est admise par Laennec, MM. Bricheteau, Lallemand, et la plupart des praticiens qui ont employé l'émétique avec l'intention de le faire tolérer.

M. Grisolle ne croit pas cette association nécessaire[1]; il est certain que le plus souvent elle n'a pas mieux fait tolérer l'émétique. Toutefois, je suis loin de la croire sans utilité. Elle a certainement modéré les évacuations alvines, elle a rendu la tolérance plus prompte ou plus facile à s'établir.

Du reste, je me suis assuré que l'opium ne neutralise point le tartre stibié, n'amoindrit point sa puissance. J'ai associé le laudanum à une solution stibiée dont on imbibait, de deux en deux heures, l'épaule, le genou, etc., chez des individus atteints de douleurs rhumatismales. L'éruption provoquée par ce médicament a été très-considérable; l'opium n'avait nullement atténué la vertu irritante de l'émétique.

Ainsi, l'on peut, sans diminuer la puissance thérapeutique de ce médicament, lui donner pour correctif l'opium. On sait que l'ipécacuanha cesse de faire vomir quand il subit cette association. La poudre de Dower en est une preuve.

Lorsque, pour combattre les fièvres rebelles, on donne le quinquina en poudre uni à l'émétique, celui-ci, bien que décomposé, provoque très-souvent des

---

[1] *Pneumonie*, p. 652.

selles nombreuses. Quelques gouttes de laudanum s'opposent formellement à cet effet.

M. Trousseau insiste sur la sévérité du régime, comme moyen de faire mieux supporter par l'estomac les grandes doses d'émétique [1]. Cette condition est nécessaire, surtout au commencement de son emploi; elle est moins utile dès que la tolérance est établie et qu'il n'y a pas de fièvre. Beaucoup de nos malades mangeaient sans en éprouver d'inconvénients.

B. Conditions de la tolérance relatives aux dispositions et au mode d'action des organes digestifs.

On s'étonne, et au premier abord on a raison de s'étonner que l'émétique, qui se montre si irritant pour tous les tissus, qui provoque des pustules et même des ulcérations là où il agit avec quelque intensité, puisse traverser impunément, pendant des semaines entières, les voies digestives, et n'y laisser souvent aucune trace fâcheuse de ce passage presque incessant.

N'y a-t-il pas dans la manière d'être, de sentir et d'agir de l'estomac, des circonstances qui peuvent, jusqu'à un certain point, rendre raison de ce fait remarquable?

1° L'estomac est moins sensible qu'on ne le suppose. Un aliment qui paraît brûlant dans la bouche, ne semble plus aussi chaud quand il a franchi l'œsophage. La moutarde, le poivre, le piment, l'alcool, qui peuvent irriter la peau, les muqueuses buccale et

---

[1] *Journal hebdomadaire*, t. II, p. 229. — *Traité de thérapeutique*, t. II, p. 750.

pharyngienne, sont à peine sentis dans l'estomac. Cet organe, qui tolère des aliments, des assaisonnements, des boissons d'une nature si irritante, ne saurait-il supporter un médicament peut-être moins stimulant?

La tolérance sera d'autant plus grande, que les organes digestifs auront moins de susceptibilité. Elle est plus facile à s'établir chez les vieillards [1]; elle doit être aussi très-marquée dans les pays chauds, où l'estomac supporte et même appète les condiments les plus énergiques. Elle est moins facile à s'établir chez les enfants [2], chez les femmes [3], et, en général, chez tous les individus d'un tempérament nerveux et irritable. Elle sera plus difficile encore à obtenir, lorsqu'une phlegmasie aura laissé dans les organes digestifs une disposition irritative, ou lorsque la constitution médicale ou épidémique aura développé cette contre-indication. Aussi, MM. Récamier et Trousseau virent, sous l'influence cholérique de 1831 et 1832, les antimoniaux très-mal tolérés par l'estomac [4].

La tolérance, ai-je dit, sera d'autant plus grande, que les organes digestifs auront moins de susceptibilité. Or, celle-ci doit diminuer en raison du degré d'irritation que d'autres points de l'organisme présentent. Si l'un des poumons est très-enflammé, l'estomac peut demeurer presque insensible sous l'aiguillon des plus forts stimulants. Dans les grandes phlegmasies intérieures, ne voit-on pas les téguments comme frappés

[1] Grisolle; *Pneumonie*, etc., p. 649.
[2] *Bull. thérap.*, t. v, p. 80.
[3] Dance; *Archives*, t. xx, p. 23.
[4] *Journ. hebdomadaire*, t. ii, p. 241.

d'inertie? Les sinapismes les plus forts, les vésicatoires les plus actifs, ne peuvent émouvoir une vitalité presque éteinte, une sensibilité profondément émoussée.

Dans les observations citées au commencement de ce paragraphe, dans lesquelles l'estomac s'est montré pâle et sain malgré l'emploi de l'émétique à haute dose, la phlegmasie thoracique avait été très-intense et toujours en augmentant; elle avait constamment absorbé toute l'énergie vitale, et rendu partout ailleurs la réaction impossible.

La tolérance doit donc être en raison inverse du degré de sensibilité ou d'irritabilité des organes digestifs.

2° Une autre condition peut produire la tolérance, ou du moins la rendre plus prononcée : c'est la force de résistance dont nos organes sont doués. L'estomac résiste à l'action des substances les plus compromettantes, même des poisons.

Laennec avait remarqué, ainsi que Rasori, que le tartre stibié était d'autant mieux toléré que la constitution du malade annonçait plus de forces [1].

L'état morbide introduit dans l'économie une aptitude évidente à supporter de grandes doses de médicaments. On sait à quelle quantité celle de l'opium peut être portée dans le tétanos. La résistance à l'action des modificateurs, peut s'élever ou s'abaisser selon le degré ou le mode de vitalité des organes.

Ainsi, deux conditions peuvent rendre la tolérance plus énergique de la part de l'estomac : ou il sentira

---

Auscultat.. 2° édit., t. I. p. 506.

moins, ou il résistera davantage. Mais il est quelques autres circonstances dignes d'attention.

3° La présence du tartre stibié dans l'estomac et les intestins, provoque une augmentation et peut-être un changement particulier dans la sécrétion du mucus. Il est certain qu'à l'ouverture des cadavres, on a presque toujours trouvé un mucus épais, tapissant les parois[1]; on a plusieurs fois vu les follicules muqueux de l'estomac et des intestins, tuméfiés[2]. Le malade de M. Guersent, qui avait pris de grandes doses d'émétique, rendit pendant plusieurs jours, par l'anus, une matière épaisse qu'il comparait à du suif fondu[3]. Rueff ne doute nullement de l'augmentation de la sécrétion muqueuse de l'estomac, sous l'influence du tartre stibié[4].

Ne peut-on pas admettre, d'après ces remarques, que le mucus épais qui tapisse les parois gastriques, les protège contre l'action un peu vive du tartre stibié, en éloigne celui-ci, et sert à l'étendre, peut-être aussi à modifier sa composition, et à en atténuer l'action irritante.

4° A l'ouverture des cadavres, on a trouvé souvent l'estomac resserré, sa muqueuse plissée[5]; c'étaient les résultats des contractions plus ou moins énergiques de la membrane musculeuse. On sait que le tartre stibié

---

[1] Strambio dit que l'estomac des malades de Rasori, qui avaient succombé après l'emploi de l'émétique, contenait un mucus épais et rougeâtre.—Voyez les observat. de Grillot, la 2e de Dance, etc.

[2] Bonamy, p. 77; il cite les observat. de Guionnet, d'Ambr. Laennec.

[3] Magendie; *De l'influence de l'émétique sur l'homme et les animaux*, p. 28.

[4] *Bull. thérap.*, t. II, p. 340.

[5] Grillot; 2e *observ.*, et ma 6e *observat.*

a une action spéciale sur cette membrane; s'il ne détermine pas son action anti-péristaltique, il doit provoquer sa contractilité fibrillaire normale, et amener le déplacement, la dissémination de la substance excitante ingérée. Ainsi, le tartre stibié ne concentre pas son action sur un point, il se trouve bientôt répandu sur une très-large surface; on conçoit alors que la dose reçue par chaque point se trouve extrêmement affaiblie.

5° Une autre circonstance concourt nécessairement à diminuer l'intensité de l'action du tartre stibié : c'est l'absorption qui s'en opère sur le long trajet qu'il parcourt; absorption si bien prouvée par M. Orfila, et rendue évidente par la présence de l'antimoine dans le foie et surtout dans les urines.

6° Enfin, l'habitude, quoiqu'en dise Rasori[1], doit exercer ici la plus grande influence, comme le fait observer Dance[2]. Si l'on donne par jour six cuillerées d'une potion stibiée, c'est comme si l'on administrait six vomitifs; il n'est donc pas surprenant que, dès le soir, les organes commencent à s'habituer au contact de ce médicament. Tout le monde sait que l'opium, donné six jours de suite, ne produit pas le dernier jour autant d'effet que le premier, et qu'il faut en augmenter souvent la dose.

Ce qui concourt probablement à rendre plus puissante ici l'influence de l'habitude, c'est l'égalité des doses, et la régularité de leur administration. L'habitude, en effet, se contracte avec une facilité relative

---

[1] *Archives*; t. IV., p. 307.
[2] *Archives*; t. XX, p. 25.

et à la nature de l'agent qui la provoque, et à sa manière d'aborder l'organisation.

L'habitude exerce, à l'égard du tartre stibié, une influence si grande, si incontestable, que les malades peuvent, en prenant des doses très-élevées de tartre stibié, manger presque comme s'ils ne buvaient que de la tisane. Ils peuvent continuer ainsi pendant bien des jours; mais s'ils suspendent l'emploi du médicament, l'habitude est rompue, et une dose nouvelle, égale ou plus faible, n'est que difficilement tolérée.

Telles me paraissent être les principales causes de la tolérance du tartre stibié; elles en rendent jusqu'à un certain point raison, et enlèvent à ce phénomène ce qu'il a au premier abord d'extraordinaire, je dirai presque de merveilleux.

§ VII. — **Non-seulement le tartre stibié, donné à haute dose, peut ne pas provoquer l'irritation des voies digestives, mais il a plusieurs fois paru diminuer ou même détruire celle qui existait.**

Laennec assure avoir employé avec succès la potion stibiée, même dans les cas où l'on pouvait soupçonner une hépatite [1]. Fontaneilles a vu un cas d'ictère, avec douleur vive à l'hypochondre droit et à l'épigastre, céder à l'émétique donné d'une manière persévérante, mais, il est vrai, à doses peu élevées [2].

Les observations d'Ambroise Laennec [3], la Ve de

---

[1] *Biblioth. thérap. de Bayle*, t. I, p. 255.
[2] *Revue médicale*, t. x, p. 260.
[3] Bonamy; *Études*, etc., p. 46.

M. Vyau-Lagarde, la V° de M. Danvin, attestent que dans des cas où on pouvait soupçonner l'existence d'une gastro-entérite ou d'une gastro-colite, le tartre stibié non-seulement a agi utilement sur la pneumonie, mais a diminué ou détruit l'irritation des voies digestives.

Des faits analogues sont cités par MM. Lugol et Fillassier [1], Picard [2], Tessier [3].

Dix des malades de M. Grisolle, avaient des coliques et de la diarrhée: ils prirent l'émétique sans inconvénient [4].

Un malade de l'hôpital Beaujon, convalescent de dysenterie, est atteint de pneumonie. M. Louis, sans s'arrêter par la crainte de réveiller la phlegmasie du gros intestin, donne la potion stibiée; la pneumonie guérit, et la dysenterie n'est pas reproduite [5].

Je puis rapprocher de ce fait ma 23° observation. Il y avait eu chez ce malade une entérite folliculeuse intense; mais déjà les symptômes en étaient dissipés, lorsque survint une pneumonie qui réclama l'usage du tartre stibié. L'intestin demeura muet.

Ainsi, soit que l'irritation des voies digestives vienne de se dissiper, soit qu'elle existe encore, elle peut ne pas être exaspérée par l'émétique. Il y a plus, elle peut être dissipée.

---

[1] *Journal hebdomad.*, t. VI, 1830, p. 262.
[2] *Gazette médicale de Paris*, 1833, p. 166.
[3] *Journal des connaissances médico-chirurgicales*, t. II, p. 171; — III° Observ.
[4] *Pneumonie*, p. 654.
Gazette des hôpitaux de Paris, 1843, p. 410.

Comment agit alors le tartre stibié? Est-ce en provoquant des vomissements et des selles? Mais s'il est toléré, ne doit-il pas, par sa présence continue, exaspérer l'inflammation?

Il est rare que l'émétique ait été de prime abord supporté. Le plus souvent il a commencé par provoquer des vomissements ou des selles, puis la tolérance s'est établie.

Quelquefois il y a eu intolérance absolue; la gastro-entérite a paru d'abord s'exaspérer; mais bientôt les symptômes, soit thoraciques, soit abdominaux, se sont dissipés [1].

Il n'y a donc pas de conclusion précise à déduire des faits.

Quand des évacuations abondantes ont lieu, on peut leur attribuer la cessation de la phlegmasie; mais quand il y a tolérance, comment un agent évidemment irritant peut-il diminuer ou même détruire une irritation?

C'est, sans doute, en changeant le mode de celle-ci; s'il n'existait qu'une seule sorte d'excitation des organes, on ne pourrait admettre que des différences de degré; mais les faits les plus multipliés attestent que les lésions morbides présentent, dans les mêmes organes, des différences essentielles de nature, selon les circonstances sous l'empire desquelles elles se produisent; or, un mode d'irritation en dissipe un autre. Les thérapeutistes admettent des substitutifs. C'est une manière ingénieuse de se rendre raison des faits qu'il serait difficile de contester.

[1] Bonamy; *Études*, et ive *Observ.*, p. 231. — Voyez ma 57e Observ.

§ VIII. — **Le tartre stibié augmente la perspiration cutanée et la sécrétion de l'urine.**

Beaucoup de praticiens ont noté l'augmentation de ces sécrétions [1]; mes propres observations l'attestent aussi.

Depuis longtemps on connaît l'action diaphorétique de l'émétique donné à petite dose. Quand il est administré à grande dose, mais toléré par son association avec l'opium, il agit à la manière de l'ipécacuanha dans la poudre de Dower, laquelle est un bon sudorifique.

MM. Trousseau et Pidoux s'étonnent de ce que l'on n'a pas explicitement indiqué l'augmentation de la sécrétion urinaire, parmi les phénomènes attribués à l'action du tartre stibié.

Peut-être le fait n'est-il pas aussi général que paraissent le croire ces auteurs?

§ IX. — **Le tartre stibié ralentit la respiration et la circulation.**

MM. Trousseau et Bonnet ont observé un ralentissement notable de la respiration; ils l'ont vue réduite à six inspirations par minute. Je n'ai jamais remarqué une pareille diminution. Rasori, Laennec, Delpech [2], Frank, etc., ont remarqué la diminution de fréquence du pouls.

---

[1] Bonamy, *Études*, etc., p. 98; Legrand, *Bulletin de thérapeutique*, t. x. p. 65; Gimelle, *Bullet. de thérap.*, t. xix, p. 28; MM. Trousseau et Pidoux, *Traité de thérapeutique*, t. ii, p. 745.

[2] *Mémorial des hôpitaux du Midi*, 1829; nos d'octobre et novembre.

MM. Gimelle et Biecchy l'ont également reconnue.

M. Bonamy a dressé un tableau des faits dans lesquels l'état du pouls a été noté avec soin. Le plus souvent on en a constaté le ralentissement. Son irrégularité a eu lieu parfois sans ralentissement [1].

Ces modifications dépendent-elles de l'action directe du tartre stibié introduit dans les voies circulatoires, ou résulteraient-elles d'un trouble de l'innervation ?

L'absorption de l'émétique est un fait rendu incontestable par les observations de Brodie, de M. Magendie, et surtout par les expériences de M. Orfila. Celui-ci a trouvé de l'antimoine dans les urines, dans le foie, mais il n'a pu en découvrir dans le sang. L'émétique est, sans doute, éliminé aussitôt qu'absorbé; il ne peut séjourner dans les voies circulatoires. Ce serait donc en les traversant à la hâte qu'il agirait.

Du reste, on ignore si le sang subit, par son contact avec l'émétique, ou par la présence de celui-ci dans l'organisme, quelque modification. M. Rayer l'a trouvé aussi couenneux qu'avant l'usage de ce sel ; et celui des animaux empoisonnés par le même agent introduit dans le tissu cellulaire, coagulé et fibrineux comme à l'ordinaire. Cependant, il a cru remarquer que chez quelques pneumoniques morts après avoir pris le tartre stibié à haute dose, le sang était plus fluide que chez ceux exclusivement traités par la saignée [2]. Il y a donc quelque incertitude à cet égard. J'ai bien vu un homme atteint d'un engorgement des

---

[1] MM. Trousseau et Pidoux; *Traité de thérapeutique*, t. II, p. 744.
[2] *Dictionnaire de Médecine*; loc. cit., p. 89

ganglions inguinaux, soumis à la médication stibiée, présenter les signes d'une profonde altération du sang et succomber avec les symptômes du purpura; mais je crois l'émétique étranger à cet effet, parce que jamais je n'ai rencontré rien d'analogue chez les nombreux malades soumis à l'action thérapeutique de ce médicament.

C'est donc moins, ce me semble, en modifiant le sang, qu'en agissant sur le système nerveux, que l'émétique produit les effets remarquables dûs à son influence. Ces effets portent un caractère essentiellement nerveux.

On trouve mentionnés dans les observations de Barbier [1], de Biecchy [2], de Giacomini [3], des défaillances, des lipothymies, des vertiges, des tremblements, des éblouissements, la pâleur de la face, la lividité des lèvres, etc.

Tout, dans ces faits, annonce une grande concentration, une violente perturbation des forces; c'est comme dans l'iléus, comme dans un étranglement intestinal, comme dans une entérite intense. Souvent une forte indigestion, sans vomissements ni déjections, produit un de ces états de souffrance extrême, dans lesquels la vitalité semble profondément déprimée. Il n'y a certainement aucune intoxication, aucune action directe sur les organes circulatoires, et cependant le pouls est petit, faible, concentré, souvent im-

---

[1] Magendie; *Influence de l'émétique*, p. 15.
[2] *Gazette médicale de Strasbourg*, 1846, p. 125.
[3] *Matière médicale*, p. 260.

perceptible et lent. Dans le fait cité par Giacomini, c'était à l'occasion d'une uréthrite, et par erreur, que le tartre stibié avait été pris. L'organisme présenta un trouble profond, toutes les apparences d'un empoisonnement; mais le calme se rétablit, bientôt l'uréthrite se trouva guérie, et dès le soir même l'appétit était revenu. Ce malade n'avait point vomi, bien qu'il eût avalé 1 gramme d'émétique. L'émétique circulait sans doute encore dans les vaisseaux, que son impression était effacée; elle l'était parce que le système nerveux l'avait seul ressentie.

Le plus souvent les malades vomissent ou sont purgés. Dans ces cas, on ne peut attribuer les modifications du pouls à l'absorption; celle-ci, du moins, n'a pu s'exercer que sur une faible portion du médicament.

Il résulte des observations que j'ai rapportées, que dans les 14 cas de tolérance absolue, le pouls a été quatre fois ralenti, une fois accéléré, et neuf fois sans modification.

Dans les 19 cas d'intolérance absolue, le pouls a été accéléré deux fois [1], ralenti onze fois, savoir : rapidement cinq fois [2], graduellement cinq fois [3], et il est demeuré sans changement six fois [4].

Ainsi, le ralentissement a été plus marqué avec l'intolérance qu'avec la tolérance. Il dépendrait donc plutôt de l'influence exercée sur le système nerveux, que

---

[1] Observ. 6, 47.
[2] Observ. 15, 16, 28, 86, 87.
[3] Observ. 12, 13, 48 (50 puls.) 71, 85.
[4] Observ. 30, 34, 37, 41, 72, 82.

de l'absorption et de la présence de l'émétique dans les voies circulatoires.

L'intervention du système nerveux dans l'action de l'émétique, a été mise hors de doute par M. Magendie. En divisant un des nerfs pneumo-gastriques, l'empoisonnement par cet agent a été retardé; la section des deux nerfs a apporté un plus grand retard.

L'action nerveuse a donc une part incontestable dans la production et la marche des symptômes dûs à l'action du tartre stibié.

§ X. — **Le tartre stibié peut-il être considéré comme un véritable contro-stimulant, hyposthénisant, ou un sédatif absolu?**

La diminution rapide de la pneumonie, maladie éminemment inflammatoire, obtenue par l'emploi du tartre stibié donné à haute dose et toléré, a conduit à l'idée d'une puissance essentiellement sédative, ou contro-stimulante inhérente à ce médicament.

Le ralentissement du pouls, opéré sous son influence, est encore venu donner à cette opinion une nouvelle valeur.

Le tartre stibié a donc été placé parmi les hyposthénisants, non-seulement par Rasori, Tommasini, Giacomini et les contro-stimulistes italiens, mais encore en Angleterre par Balfour et Jeffreys [1]; en France par Delpech, et par MM. Trousseau, Bonnet et Pidoux.

Voyons, cependant, si les faits s'accordent toujours avec cette opinion.

---
[1] Revue médicale, t. x, p. 292.

Je ferai d'abord remarquer, qu'il est assez difficile de juger de la véritable action des moyens qu'on emploie, par les effets qui succèdent à leur administration. Ainsi, après la saignée, on voit souvent le pouls se relever, donc elle serait un stimulant; après l'application des vésicatoires, le pouls fréquemment se ralentit, donc ils seraient des sédatifs. C'est en suivant, sans doute, une pareille manière de raisonner, que les médecins italiens sont arrivés à bouleverser toutes les idées depuis longtemps consacrées sur l'action des médicaments, et à placer les cantharides, le quinquina, la moutarde, l'iode, l'huile de croton-tilly parmi les hyposthénisants.

Les observateurs savent, que lorsqu'un organe essentiel est gravement affecté, tous les agents stimulants, employés avec une énergie inconsidérée, peuvent, en activant l'état morbide, épuiser la vie, augmenter la faiblesse, précipiter la marche fatale de l'affection.

Les stimulants deviennent alors de véritables débilitants. Mais est-ce ainsi, est-ce sur des observations de ce genre qu'on doit juger de leurs propriétés essentielles? C'est chercher une solution déjà bien difficile dans les conditions très-défavorables d'un problème extrêmement complexe.

Il est donc plus prudent de s'en rapporter à l'examen des faits les plus simples, les plus ordinaires, et surtout à des phénomènes immédiats et parfaitement observables, déterminés par les médicaments, pour apprécier leur véritable manière de modifier l'organisme.

Or, si je rappelle les premières remarques faites sur la manière d'agir du tartre stibié, je vois qu'il stimule, qu'il irrite même les tissus sur lesquels il est appliqué. C'est une propriété incontestable. Peut-il être à la fois irritant et sédatif direct? Cela ne se conçoit guère. A-t-il une manière différente d'agir, selon qu'il est en contact immédiat avec les tissus, ou qu'il est absorbé, ou qu'il agit sur le système nerveux? Cela pourrait être.

Mais je laisse là le champ des conjectures et préfère m'adresser aux faits.

Je remarque d'abord, que dans l'action du tartre stibié, il y a toujours eu des circonstances coïncidentes qui ont pu contribuer aux effets qui lui étaient exclusivement attribués. Quelquefois on a signalé des sueurs abondantes [1], elles amènent de la détente. Le plus souvent on a employé les saignées et la diète; ces deux sortes de moyens sont très-propres à ralentir le pouls, et à calmer l'inflammation. Or, MM. Trousseau et Pidoux font de la diète une condition indispensable de l'emploi de l'émétique à haute dose. Placez un homme sain en repos, tenez-le quelques jours à un régime très-sévère, vous verrez son pouls se ralentir.

Je ne veux pas dire que ce soit là la cause unique, même la cause essentielle du ralentissement du pouls chez les personnes qui ont pris le tartre stibié; mais c'est bien certainement une circonstance coïncidente favorable à son action.

J'entre dans l'examen des faits, considérés sous leurs divers points de vue.

1° Malgré l'emploi du tartre stibié, on a vu souvent la fréquence du pouls persister. C'est ce que démon—

---

[1] Gimelle; *Bull. de thérapeutique*, t. XIX, p. 28.

trent plusieurs observations de MM. Vyau-Lagarde (la Ire); Delourmel (la IIIe); Danvin (la IVe, etc.); Trousseau et Pidoux [1]; et parmi celles qui me sont propres, les 2e, 4e, 6e, 14e, 18e (il fallut en venir à la digitale) 35e, 47e, 57e, 74e, 77e (digitale).

Dans un grand nombre d'observations de bronchites aiguës et chroniques que j'ai rapportées, le pouls n'a été ni accéléré, ni ralenti; il a conservé le même rhythme. Le ralentissement du pouls n'est donc pas un résultat constant, ni même ordinaire de l'action du tartre stibié.

2° Non-seulement on a observé la persistance de la fréquence du pouls, mais on a remarqué une réaction notable après l'emploi du tartre stibié. Ces faits méritent quelque attention; qu'on me permette de les signaler.

Dans la IVe observation de Rasori, sous l'influence de l'émétique, le pouls devient dur, la douleur thoracique augmente, *il faut faire deux saignées coup sur coup*.

Dans la VIe du même auteur, le tartre stibié provoque évidemment une réaction qui nécessite *trois saignées*.

La VIIe observation de l'auteur du contro-stimulisme est plus frappante encore. Malgré l'emploi continu du tartre stibié, il est obligé de faire pratiquer *seize saignées* en très-peu de jours. Il semble que chaque dose d'émétique surexcite et exige une nouvelle émission sanguine. Rasori est obligé de remplacer l'émétique par le kermès. Le malade, âgé de dix-neuf ans, avait été reçu le premier jour d'une pneumonie. Il n'a

---

[1] *Dans le Rhumatisme;* mémoire cité, p. 170.

été guéri que le vingt-septième jour, et voilà ce qu'on appelle un succès.

Les observations de Tommasini ne sont pas moins propres à faire douter de la vertu hyposthénisante du tartre stibié.

Dans la Ire, il a fallu *cinq saignées*. Après l'emploi du tartre stibié, la face devient plus rouge et le pouls *plus vibrant;* il bat 100 fois par minutes.

Dans la IIe, après une amélioration marquée, survient une réaction manifeste. *La peau est chaude et le pouls vibrant.*

Dans la IIIe, le tartre stibié demeurant sans effet, il faut en venir à une *cinquième saignée.*

Voyez encore les observations de M. Vyau-Lagarde; dans sa seconde, sous l'influence du tartre stibié, il survient une angine, du délire, la fièvre persiste pendant quatre jours.

Dans sa IIIe, le pouls demeure fréquent et plein durant trois jours.

Dance, je l'ai déjà dit, n'a presque jamais obtenu une tolérance parfaite.

Dans sa X^e observation, où elle s'était établie, il y a eu exaspération des symptômes, puis sueur et ralentissement du pouls. Mais bientôt la *fréquence revient* et *persiste.*

Dans la Ire observation de M. Grillot, pendant l'emploi du tartre stibié, le pouls s'élève de 116 à 128, et dans la IIe observation, de 120 à 132 battements par minute.

M. Bricheteau constate qu'avec la tolérance du tartre stibié coïncide l'aggravation des symptômes (IIe fait); que son emploi produit une réaction vive et l'irritation des voies digestives (III⁰ fait); que la réaction provoquée par cet agent dure trois jours, et que le pouls ne se calme que le cinquième jour, lorsque déjà les symptômes locaux étaient fort diminués (VII⁰ fait); que, malgré la tolérance la plus satisfaisante, le pouls devient de plus en plus fréquent jusqu'à ce qu'il cesse de battre (XIV⁰ fait).

MM. Bouneau et Constant ont vu, chez les enfants, l'émétique exciter une réaction manifeste, par l'augmentation de fréquence du pouls (Ire et III⁰ observ.).

MM. Palais, Legrand [1], ont observé que le pouls devenait plus plein et plus fort par la médication stibiée.

Chez trois malades de M. Grisolle qui ne furent pas saignés, le pouls prit plus d'ampleur, devint plus résistant, et fit regretter l'omission de l'antiphlogistique par excellence [2]; de là, ce précepte formulé par cet habile observateur : ne pas donner le tartre stibié quand le pouls est dur, sans le faire précéder d'émissions sanguines suffisantes [3].

M. Gimelle, qui signale le ralentissement du pouls dans le traitement de l'hydarthrose par l'émétique [4], constate aussi que ce médicament peut produire un léger mouvement fébrile [5].

M. Lafargue, qui l'a employé dans la même affection, a vu le pouls conserver sa fréquence pendant quatre jours [6].

---

[1] *Bull. thérap.*, t. xii, p. 86; t. xiv, p. 373.
[2] *Pneumonie*, p. 631.
[3] *Ibid.*, p. 643.
[4] *Bulletin de thérapeutique*, t. xix, p. 28.
[5] *Ibid.*, t. xiv, p. 144.
[6] *Bulletin de thérapeutique*, t. xxii, p. 215.

Dans cette longue série de faits, le pouls, au lieu d'exprimer la sédation directe ou absolue, a manifesté une stimulation évidente.

Il en a été de même dans plusieurs des observations qui me sont propres. (Voy. les obs. 1, 2, 3, 5, 35, 57, 77, 81, 83, etc.)

Toutefois, la réaction n'a pas été aussi vive, aussi générale chez nos malades que chez ceux de Rasori, de Tommasini, et des plus chauds partisans du contro-stimulisme, parce que l'émétique a été employé avec modération et prudence, non d'après des vues systématiques, mais selon l'exigence des cas et l'opportunité des circonstances.

3° Il est, pour l'étude à laquelle je me livre, une remarque importante à faire : sous l'administration du tartre stibié, ce sont souvent les symptômes locaux qui, les premiers, ont cédé, puis les symptômes généraux, et spécialement la fièvre.

Si le tartre stibié était un véritable contro-stimulant, s'il s'adressait, comme le dit Rasori, à la diathèse d'abord, et à la lésion locale ensuite; si, comme le prétend M. Trousseau, la diminution de la phlegmasie pulmonaire était le résultat de la diminution de la force d'impulsion du cœur, le ralentissement du pouls devrait toujours précéder la disparition de la douleur latérale, de la toux, etc.; mais tel n'a presque jamais été l'ordre de décroissement de la maladie.

La diminution de la douleur a été, dans les observations de M. Grisolle, un des premiers effets de l'emploi du tartre stibié. Il paraît que dans la majorité des faits recueillis par ce médecin, il y eut coïncidence de cessation des symptômes locaux et du ralentissement du pouls [1]. Celui-ci a été précédé de celle-là dans plusieurs observations de Rasori, et principalement dans la troisième ; dans celles de Tommasini, la Ire surtout ; dans les IIIe, VIIIe, IXe de M. Danvin ; les IIIe, VIIe, VIIIe, Xe de M. Bricheteau, et dans mes 7e, 9e, 10e, 13e, 14e, 15e, 18e, 19e, 22e, 23e, 24e, 35e, 38e, 39e, 47e, 57e, 74e et 79e observations, c'est-à-dire dans 18 faits. La coïncidence du décroissement des symptômes locaux et généraux s'est effectuée 17 fois. (Obs. 8, 11, 12, 16, 17, 20, 21, 27, 28, 29, 31, 33, 85, 86, 87, 88, 89).

Dans quelques bronchites aiguës et la plupart des chroniques, il n'y avait point de fièvre, à peine de phénomènes généraux ; la comparaison que j'établis ne peut donc pas leur être appliquée. Ces cas négatifs, en y comprenant l'hypertrophie de la rate, sont au nombre de 45.

Jamais je n'ai vu les symptômes généraux s'effacer avant la douleur, la toux, la dyspnée, avant les modifications de l'expectoration, etc. Quant aux symptômes fournis par la percussion et l'auscultation, on sait qu'ils persistent plus ou moins de temps.

4° Si l'action sédative du tartre stibié était le résultat de sa présence dans les voies circulatoires, et de son influence directe sur le cœur, ses effets utiles devraient se rattacher constamment à la tolérance. Or, les faits ont appris que c'est non moins souvent, c'est même plus dans les cas d'intolérance, que les symptô-

---

[1] *Pneumonie*, p. 632.

mes, soit locaux soit généraux, décroissent avec le plus de rapidité.

5° Si le tartre stibié était un sédatif absolu, s'il agissait à la manière de la saignée, s'il pouvait la remplacer, pourquoi Rasori et les italiens, versaient-ils, comme ils étaient obligés de le faire, des flots de sang? Si ce médicament était réellement débilitant, comment oserait-on le donner aux individus déjà affaiblis par de nombreuses saignées, ou par l'âge, ou par toute autre circonstance? Il réussit cependant aussi bien dans ces cas, au dire de MM. Trousseau [1], Briquet [2], etc., et d'après mes propres observations.

La mollesse du pouls, selon M. Grisolle, est une circonstance favorable à son emploi [3].

L'action du tartre stibié m'a paru d'autant plus efficace, et la tolérance s'est d'autant mieux établie, que les phénomènes généraux étaient moindres. Ainsi, dans les cas si nombreux de bronchites chroniques, traitées avec un succès presque constant, il n'y avait presque jamais de fièvre, point d'excitation générale; l'affection paraissait purement locale.

6° Si le tartre stibié était un débilitant absolu, comment, sous son emploi persévérant pendant plusieurs jours, verrait-on l'appétit renaître, les malades prendre des aliments en quantité suffisante et les digérer avec facilité? C'est cependant ce que j'ai noté un grand nombre de fois [4]. M. Forget donnait à un de ses ma-

---

[1] *Traité de thérapeutique*, t. II, p. 763.
[2] *Archives*, 1840, t. VIII, p. 289.
[3] P. 643.
[4] M. Grisolle dit que l'appétit se réveille souvent le lendemain d'un état fort grave. *Pneumonie*, p. 635.

lades, à la fois, 4 grammes de tartre stibié et des aliments; ceux-ci passaient aussi bien que celui-là était toléré [1].

7° Si le tartre stibié déprimait les forces, comme l'entendent les contro-stimulistes, ne devrait-il pas, surtout, quand son usage est prolongé, rendre la faiblesse profonde et les convalescences très-longues? Écoutez cependant MM. Trousseau et Bonnet : « Nous » avons vu plus d'un tiers de nos malades se lever sans » aide, s'habiller et marcher dans la salle avant le hui- » tième jour du traitement : l'état des forces, la co- » loration du visage, le sentiment de bien-être, indi- » quaient, en effet, le retour à la santé [2]. »

Un pareil résultat dénote-t-il, dans le tartre stibié, une vertu bien débilitante?

Le malade de la 9ᵉ observation de M. Vyau-Lagarde prend neuf grains d'émétique; le lendemain, il est en état de marcher, il descend au jardin.

M. Grisolle a vu la convalescence s'établir d'une manière aussi prompte que franche, sans que les forces aient perdu de leur intégrité [3].

J'ai pu constater, chez les individus atteints de bronchites chroniques, que le tartre stibié, loin d'être un débilitant, avait plutôt une action tonique très-marquée.

8° Enfin, ajouterai-je que, dans les expériences faites par Dupuy, et déjà mentionnées, l'injection du tartre stibié, dans les veines de plusieurs animaux, produisit une véritable stimulation; car les animaux étaient

---

[1] *Bulletin de thérapeutique*, t. XVI, p. 71.
[2] *Journal hebdomadaire*, t. II, p. 239.
[3] P. 635.

fort agités, leur pouls et leur respiration constamment accélérés; si le tartre stibié eût été un sédatif direct, n'aurait-il pas dû, au contraire, ralentir les mouvements du cœur?

Des faits et des réflexions qui précèdent, on peut, ce me semble, conclure que, le plus ordinairement, le tartre stibié a une action stimulante sur l'organisme; cependant, on a vu le calme succéder à son emploi, la diminution des plus graves maladies, la résolution des phlegmasies les plus intenses, dépendre évidemment de sa puissante intervention.

Si le tartre stibié n'est pas un hyposthénisant ou un débilitant absolu, il est donc *un sédatif indirect*.

L'influence qu'il exerce sur le système nerveux, la perturbation qu'il entraîne dans le jeu des principaux organes, d'une manière ostensible ou latente, réagissent sur les parties affectées et les ramènent à l'état normal.

Son action se rapprocherait donc de celle des *révulsifs*. Examinons jusqu'à quel point cette opinion est fondée.

§ XI. — Le tartre stibié agit-il comme révulsif?

1° Il est des cas nombreux dans lesquels on ne peut refuser au tartre stibié une action révulsive : c'est lorsqu'il n'est pas toléré. Or, les cas d'intolérance sont, je l'ai prouvé, extrêmement nombreux.

On a vu fréquemment l'intolérance amener un changement très-rapide et favorable dans la marche de la maladie[1], ou l'amélioration précéder la tolérance[2].

Il serait impossible, dans ces diverses circonstances, de contester l'action puissamment révulsive du tartre stibié.

2° Cette action se manifeste encore, lorsque des phlegmasies se forment dans la bouche, le pharynx, l'œsophage; quand une gastro-entérite augmente ou se produit pendant l'administration du tartre stibié; en un mot, quand surgissent des témoignages de l'irritation des surfaces en contact avec l'émétique.

3° Mais quand il est toléré d'emblée, quand il ne produit aucune phlegmasie sur le trajet des voies digestives, peut-on encore le considérer comme révulsif?

On est habitué à n'accorder ce titre de révulsif qu'aux agents qui provoquent, ou de vives douleurs ou de grandes évacuations. Mais on est dans l'erreur.

Il suffit que l'action d'un organe soit augmentée, que sa vitalité soit développée, pour qu'il puisse exercer sur les autres une influence révulsive.

Le bain un peu chaud, le pédiluve sinapisé, les divers topiques excitants, sans produire une douleur, même une irritation sensible, demeurent-ils sans action?

L'estomac, je l'ai déjà fait remarquer, est un organe généralement peu perceptible; il nous laisse ignorer ce qui se passe dans son intérieur. Les sensations qu'il éprouve se concentrent en lui, de grands actes cependant s'y opèrent.

Croirait-on que le tartre stibié demeure inerte dans

---

[1] Voir les observations de M. Bricheteau (surtout la ve), de M. Mascarel (la ive).

[2] Voyez les observations de M. Vyau-Lagarde (la ive); la vi^e de M. Bricheteau.

cet organe d'une vitalité si puissante? croirait-on qu'il ne s'effectue aucun changement dans la circulation des parois gastrique et intestinale, si éminemment vasculaires?

Ma 90ᵉ observation démontre que l'émétique amène, dans le volume de la rate, de très-notables changements, qu'on peut comparer à ceux que le sulfate de quinine y détermine d'une manière si palpable.

Certains malades éprouvent, après l'ingestion du tartre stibié, des sensations indéfinissables qui attestent une action locale profondément modificatrice. Ainsi, M. Delourmel dit que plusieurs individus se plaignaient d'un resserrement, d'une sorte de tournoiement à l'épigastre; d'autres assuraient, et telles sont leurs propres expressions, que ce remède leur travaillait fortement le ventre.

Ce réseau nerveux si serré, ces plexus si multipliés, ces ganglions si remarquables, qui ont, avec tous les viscères abdominaux, des rapports intimes, mais dont la puissance vivifiante demeure occulte et tacite, seraient-ils étrangers à l'action immédiate ou secondaire du tartre stibié, à ses effets thérapeutiques?

Que l'action du tartre stibié soit manifeste et qu'elle suscite dans les organes une plus ou moins vive réaction, ou qu'elle demeure occulte et latente, elle n'en est pas moins énergique et réelle. Les physiologistes savent que les actes les plus obscurs, les plus intimes de l'organisme, ne sont pas les moins importants.

Je suis donc porté à croire que le tartre stibié, même quand il est toléré, exerce une action révulsive sur les voies digestives.

Je vais plus loin, et j'ajoute que même alors cette action doit être extrêmement puissante.

Voici sur quels motifs je base cette opinion.

A. Plus un organe est important, plus sa vitalité est énergique, et plus la révulsion dont il est le point de départ, a d'influence. Or, les voies digestives remplissent à un haut degré cette condition. Conséquemment, les agents qui les prennent pour point d'appui doivent avoir sur le reste de l'économie, une immense puissance.

B. Plus la surface sur laquelle agit un révulsif est vaste, plus celui-ci a d'énergie. Il n'est pas un praticien qui ne sache que les larges vésicatoires, les cautères profonds et étendus, les grands setons, etc., ont une valeur thérapeutique bien supérieure à celle des exutoires analogues, mais plus restreints. Or, quelle surface peut être comparée à celle de l'estomac et de l'intestin grêle, sous le rapport de l'étendue et de l'activité vitale?

C. Un révulsif dont l'action est soutenue, est, en général, d'une énergie bien plus grande que si cet agent est plus violent, mais momentané et rapidement effacé. Peut-on refuser à l'émétique, quand il est donné toutes les deux heures ou plus souvent, et pendant plusieurs jours, une action toujours croissante, une stimulation fractionnée, il est vrai, mais dont les sommes partielles s'additionnent, s'accumulent, et donnent à l'impulsion commune une incontestable activité?

Ainsi, l'emploi soutenu du tartre stibié pendant plusieurs jours, son action répandue sur une très-large surface et s'exerçant dans le sein d'organes extrêmement influents, en font un agent révulsif très-puissant, alors même qu'il paraît ne pas sensiblement émouvoir l'organisme.

§ XII. — **Le tartre stibié, quand il est toléré, exerce-t-il, en outre, une action résolutive spéciale ?**

Laennec avait admis que ce médicament, augmentant l'absorption interstitielle, agissait comme révulsif[1]. Je ne répugne nullement à partager cette opinion. Je ne peux concevoir autrement l'utilité de l'émétique dans la guérison de l'hydarthrose. On ne saurait invoquer ici ni une vertu hyposthénisante, ni même la propriété révulsive. Il s'agit de provoquer une résorption : l'émétique me paraît éminemment propre à la produire.

Il y a d'ailleurs, il faut en convenir, dans l'action de ce médicament administré à haute dose, quelque chose de spécial, qui échappe à nos investigations, et même à nos conjectures. Mais quel acte de l'organisme se montre sous ses divers rapports avec une complète évidence ? N'y a-t-il pas toujours pour ceux qui observent et réfléchissent d'impénétrables secrets ?

[1] Bayle; *Bibliothèque de thérapeutique*, t. I, p. 267.

TABLE DES MATIÈRES.

Pages.

Historique de la méthode rasorienne.................. 1
Observations... 7

Pneumonie (24 obs.).. 8
OEdème de la glotte (1 obs.).............................. 74
Bronchite aiguë (13 obs.)................................. 75
Bronchite capillaire (2 obs.)............................. 89
Bronchite chronique (42 obs.)............................. 92
Phthisie pulmonaire (4 obs.).............................. 169
Rhumatisme (5 obs.)....................................... 184
Hypertrophie chronique de la rate (1 obs.)................ 188

Examen comparatif et résumé des faits relatifs à l'action thérapeutique du tartre stibié.................... 193

§ Ier. Le tartre stibié irrite les tissus avec lesquels il est en contact... 194

§ II. Le tartre stibié exerce une action spéciale sur les organes digestifs.. 196

§ III. Le tartre stibié pris à forte dose agit comme poison irritant.. 198

§ IV. Le tartre stibié pris à haute dose, quoique méthodiquement et dans un but thérapeutique, peut déterminer une irritation plus ou moins vive des organes digestifs.. 200

§ V. Lorsque la muqueuse gastro-intestinale était déjà irritée ou enflammée, le tartre stibié à haute dose a souvent augmenté l'état phlegmasique.................... 202

Pages.

§ VI. Le tartre stibié, administré à haute dose, peut ne produire aucun symptôme d'irritation des voies digestives, et n'y laisser après la mort aucune ou que de faibles traces de phlegmasie...................... 204

1° La tolérance est-elle le fait le plus ordinaire dans l'administration du tartre stibié à haute dose?.................... 205
2° La tolérance est-elle propre à l'état morbide?..,.......... 207
3° La tolérance est-elle nécessaire au succès de la médication?.................... 208
4° En vertu de quelles conditions la tolérance s'établit-elle? quelles en sont les causes essentielles?...................... 210

A. Conditions de la tolérance relatives au mode d'administration du tartre stibié.................... 210
B. Conditions de la tolérance relatives aux dispositions et au mode d'action des organes digestifs.................... 214

§ VII. Non-seulement le tartre stibié donné à haute dose, peut ne pas provoquer l'irritation des voies digestives, mais il a plusieurs fois paru diminuer celle qui existait.................... 219
§ VIII. Le tartre stibié augmente la perspiration cutanée et la sécrétion de l'urine.................... 222
§ IX. Le tartre stibié ralentit la respiration et la circulation.................... 222
§ X. Le tartre stibié peut-il être considéré comme un véritable contro-stimulant, hyposthénisant, ou sédatif absolu?.................... 226
§ XI. Le tartre stibié agit-il comme révulsif?.......... 236
§ XII. Le tartre stibié, quand il est toléré, exerce-t-il, en outre, une action résolutive spéciale?...... 240

www.ingramcontent.com/pod-product-compliance
Lightning Source LLC
Chambersburg PA
CBHW061955180426
43198CB00036B/1099